六指醫手

為無明點燈

溫嬪容醫師 著

目錄

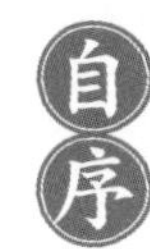

虛空無窮　我願無盡

溫嬪容

針灸的針，是我的第六指，所以稱為六指醫手。針下見乾坤，針氣運旋宇宙之氣，針針更見眾生困在疾病的愁雲慘霧之中。醫學無窮，醫術無盡；虛空無窮，我願無盡。面對一切無窮無盡，我似乎只能點一盞心燈，一燈能破千年黑，我若堅持一分人性光明，世界便少一分黑暗。

醫學，再怎麼努力，都讀不盡，參不透。雖然如此，我仍孜孜不倦的探索醫學的真諦，上帝的密碼。下班即閉關，關門即遠山。卻常在百家爭鳴的醫海中徘迴，醫學學派多得令人迷茫。奇妙的是，同樣的病症，不同學派用藥，甚至相反用藥，卻也都有療效，玄機在哪裡？對於重病人，雖極力搶救，有人逃過一劫，有人卻駕鶴西歸，是命乎？是運乎？我常和患者一樣無奈與無助，沉陷在無能為力的悲痛中。

見過大師級醫生，救起過危重病人無數，卻也丟失不少病人，搶不過黑白無常的奪命符。多少長夜，惆悵苦思琢磨：病人、醫生、閻王，三者間的微妙關係。閻王操生死絕對權，不免也被人心的善良所感動，從輕發落，而醫生只能目瞪口呆。

見自己，見宇宙，見蒼生，多年來顛撲不破的領悟：治病的玄機，在病人自身。每個人身上都有著潛在的，强大的自我療癒機制。有多少德，治多少病；有多少德，逃過多少災難。在複雜的大環境中，堅守簡單的道理，卻一點都不簡單。

在信息無限快速與發達的時代，信息多得真假難辨，越來越多的虛假醫療信息充斥，在消費著平民百姓的信任。媒體在操弄善良百姓的不安和恐懼，有些醫療單位在綁架病人的健康，彷彿地獄空蕩蕩，魔鬼在人間。資訊無遠弗屆，一個鍵就輕易上路，每個人都可能成為媒體人。

在真相面前，如果不能保有社會良心，至少不要混淆視聽，迷惑人心。在浩瀚的宇宙中，在時間的長河中，我們卑微如塵埃，但不要卑賤、卑鄙，不要扭曲如蛆蟲。人性最光輝的善，就是具足充分條件作惡時，卻選擇不作。

在龐大醫療利益財團的勢力中，小小的我，孤軍奮戰，有時戰況慘烈，有時一敗塗地，不得不承認，個人的微不足道。這個世界不完美、不公平。我們吶喊，生著氣，含著淚，依然愛著她。一路奮戰，集聚多人的點點心燈成炬火，不是為了改變世界，而是不讓世界改變我們善良的心。

有些病，醫學是無能為力的，所以在小小的診所，憑一口氣，點著小小心燈，點一盞燈，照一段人生路，傳遞光明，引亮患者自己的心燈，照著每個人，最樸實的人性，最單純的人情，最純樸的善良。心燈雖然沒有很耀眼，卻有溫暖，喚醒人的自我療癒機制。

想要無心很容易，在乎才需要勇氣。改變需要力量，力量來自勇氣。要抵禦被黑暗吞噬，要擺脫被疾病折磨的武林祕笈，就是保持一顆善良的心，做一個「真人」。

本書多所著墨：針對新冠肺炎如何簡易自保？我們是怎樣被念頭物質所掩埋？情是越掙越緊的網，情魔可曾放過誰？强迫症可以翻轉嗎？視網膜剝離，中醫能治嗎？中醫如何治療牙周病？如何掃去乳癌的陰霾？面對醫療單位利益取向時，該如何自覺自持？衣著和疾病有什麼關係？什麼樣的房租，要一輩子去付清？我們離納粹很遠嗎？……等等。

大家都是地球的過客，但願當我們走完這趟地球之旅，除了遺愛人間外，不要留下遺憾，不要留下精神及物質的垃圾，還給地球一個乾淨的空間，使之成為人間淨土。

中華民國109年1月23日於台灣台中

疫中除没看小招

2020年元月中國武漢城，爆發新型冠狀病毒肺炎疫情。適時，仍屬2019年己亥年之末。一位易理針灸大師陳武將醫師分析，以五運六氣學說，由己亥起動，太陽寒水，風木，濕土醞釀，經丙丁子丑，漸進庚子。

立春後已春，雖嫩猶有寒，不重，寒漸慢縮。季春為夬，下卦已全陽，僅上卦，之上爻為陰。故為夬卦。盼疫災能漸離去。目前辰星（水），太白星（金）二顆星影響地球最大最重要。

今年新冠肺炎疫情，有別於2003年在中國廣東省順德市爆發的，嚴重急性呼吸道症候群SARS，SARS屬熱毒瘟疫。而武漢瘟疫發病時正值寒冬，新冠肺炎屬濕毒疫，濕極即易化成濕毒，濕毒化熱，熱瘀血分。一旦濕、熱、毒、瘀，集攻人體，病勢快速發展，致使多器官功能障礙以致衰竭，最後魂歸離恨天。新冠肺炎病毒基因突變快速，疫毒傳播力遠超過SARS，超速襲捲全世界。。

虛寒人，同氣相求，較易感染，如果過食寒涼食物，環境太寒濕，過飲冰飲料，致濕邪加重，會出現「冰伏」。《黃帝內經》說：「正氣存內，邪不可干，邪之所湊，其氣必虛。」

《黃帝內經》還說：「虛邪賊風，避之有時。」此癘病傳染病，身體要保暖，尤其是頸部風池穴部位，風邪最易入侵處，是關卡，風池穴可袪風，利水。還有腳底湧泉穴，勿讓腎水過寒，影響腎的封藏能力，腎能調解水液代謝，腎是抵抗疾病的最後基地。腎為「作強之官」，以水生木，木生火，增加「衛氣」及機體作戰能力。

依武漢當地周水金中醫師及周泊濤中醫師臨床觀察：新型冠狀病毒肺炎疫情，以寒濕為主。患者左尺澤穴或該穴下一吋，有明顯壓痛點，按之酸痛難忍。尺澤穴位於肺經，又名鬼受、鬼堂。鬼是指邪氣之意，即致病的因素。

左側為陽，病位不通則痛，先揉按左尺澤穴壓痛點，揉致不痛為止，再揉按右尺澤穴。如症狀較嚴重，出現咳嗽，胸悶，乏力等症狀，用刮痧，刮至出痧為止。周醫師建議：艾灸背部身柱穴30分鐘，以提升肺部陽氣。最後艾灸腰骶部八髎穴30分鐘，以溫腎蓄精固本。

要如何在疫情中，除去被疫所没，平安度過天災人禍這場暴風雨，全身而退？用芳香化濁避穢，化濕，升降脾胃機制。濕化了，鬱熱可散，毒隨之而消。

疫中除没看小招

❖每天出門前，先用雙食指對搓36下，再沿鼻翼旁，一路往眉頭，到髮際，來回搓36下。疏通經絡之後，參考古書記載方法，用棉花棒沾麻油或小磨香油，滴二滴，入鼻孔中，再輕捏鼻翼幾下。除了戴口罩，天寒時最好脖子圍圍巾，防風邪病毒。

❖減少呼吸道感染：先弄濕鼻孔，用肥皂水沾在小指上，洗鼻竇，停9秒，捏一捏鼻翼，再用清水洗掉肥皂水，最好早晚各用一次。以上是參考莫斯科醫師納傑布里克的建議。

❖漱口保建：鼻腔連接咽喉，與消化系統共用管道，再分支入呼吸系統，所以漱口很重要。每天出門回家後，用淡鹽水或小蘇打水，或過夜茶葉水漱口，喉嚨打直漱口幾次。

❖清潔呼吸道：用鮮品魚腥草，搗一搗，塞鼻孔内5分鐘後，去渣。或用天然消炎藥——絲瓜水（天羅水），噴鼻孔、眼睛、喉嚨，早晚各一次。或用大蒜搗一搗，塞鼻孔幾分鐘。太嗆，可用聞蒜味代之。

❖依五運六氣，針對新冠肺炎，此節氣，陳武將大師的針法，亦可做為自行按摩保健：太衝、京骨、太白、太淵、列缺穴。若身體不適，加按中都、金門、地機、孔最、勞宮穴。此法亦可做疫感、流感、感冒的治法及保養法。

❖古法用紙捲成繩狀，探入鼻中，令嚏出。

❖古法每早投黑豆一把，入水缸中。

❖今人可將黑豆洗淨入水中，用其水煮開水，煮菜燒飯。

❖宜新冠肺炎的防疫茶：桂枝0.2、薄荷0.1、桔梗0.3、貝母0.6、佩蘭0.8、茯苓

0.3，以上爲粉劑，單位爲克，沖水當茶飲。此方採用小經方派胡天靜醫師處方加減。

亦可用桂枝2、薄荷1、桔梗3、貝母6、佩蘭8、茯苓3，以上單位爲錢，或按比例，煮水當茶飲。

❖新冠肺炎病毒難生存於高熱度的環境，所以少食寒涼食物冰品，增加體內熱能，以抗病毒。用老薑、黑糖、香椿草或紫蘇葉，以上等量，加酸梅或烏梅2顆。亦可加地瓜，煮水當茶飲。

❖用紅茶或普洱茶，加生薑2片泡茶，喝熱的，生薑先拍一拍，使其揮發性易釋出。有感冒症狀，可加一點冰糖；當做保健的，可加一點黑糖，可防風邪，抗病毒。天寒時，最好要穿襪子，戴帽子保暖。

❖多曬清晨和傍晚的太陽，尤其要曬到頸背部。在冷氣房，最好穿長褲，穿長袖衣服。要喝熱水，泡熱水澡。房間可點艾條5分鐘。

❖化濕，可吃四神湯，或用白薏仁半斤，先炒一下，煮30分鐘，加2小片橘子皮，乾品、鮮品皆可，再煮10分鐘，吃料喝湯，薏仁可抗病毒。

❖鹹薑紅茶、檸檬薑紅茶、金桔薑紅茶，可加紅糖，輪流喝熱的。以上由石原先生提供。

❖解毒，用半碗黑豆，加2片甘草，甘草先稍炒一下更好，煮水，當茶飲。

❖隨時保持喉嚨濕潤，每15分鐘喝一口溫水。萬一病毒入侵，濕潤之喉，病毒將由食道進入胃，由胃的強酸殺菌，可減少風險，以防病毒走呼吸道進入肺。此法由日本一位醫界人士提供。

❖蒜泥呼吸法：大蒜搗成泥放湯匙內，含口中。深呼吸，蒜味入肺中，屏住呼吸，維持儘可能的時間。以上由湯魯宏博士提倡。

❖蒸臉法：用100度開水，注入小盆中，蒸臉部。外用毛巾包裹頭面，使蒸氣薰眼、鼻、口，小心溫度與距離，勿燙傷。以上由一位北京醫生提供。

❖淨化氣場：真心向老天懺悔前所犯之過。心存善念，常存正氣於心間，為自己築一個正能量氣場。

以上所提供簡易自我保健方法，都是多一分防備，多一分抗病作戰力。也都是善心人士的善意、經驗、智慧。患難獻真情，請不要用「無科學證據」加以撻伐。

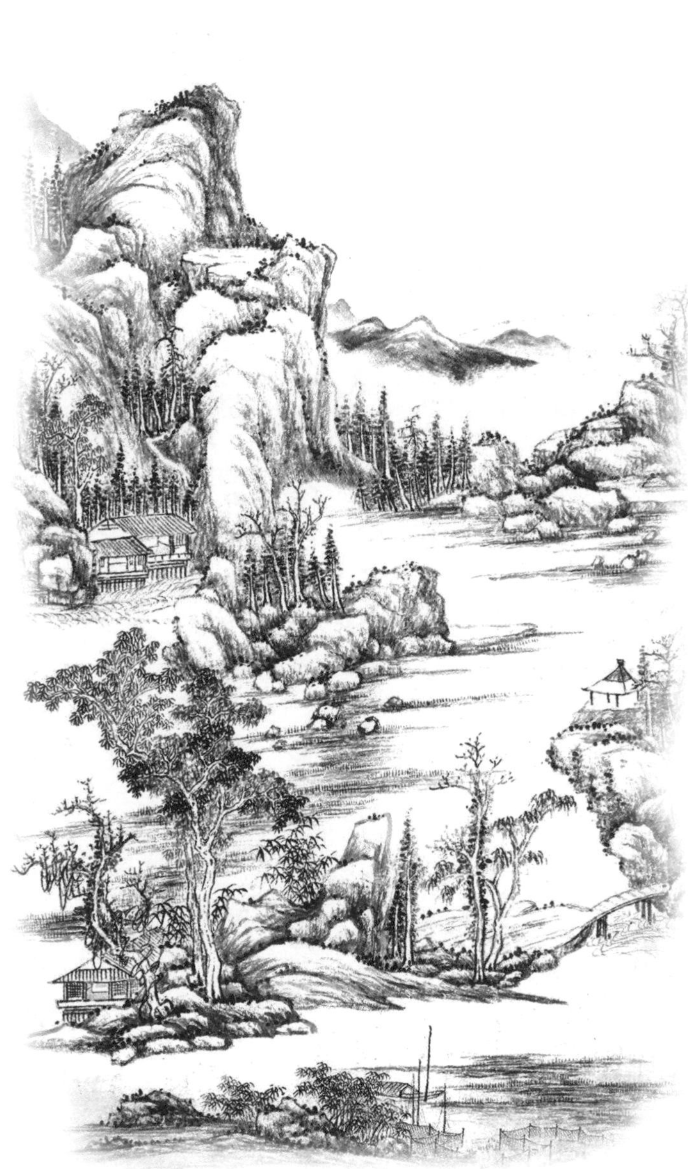

格局

格局的格是時間，局是空間。世界的世是時間，界是空間。宇宙的宇是時間，宙是空間。每個人的格局，就是他的時空、世界和宇宙。有人自成一格，已成定局；有人不拘一格，侷促不安。還有人聊備一格，當局外人。甚至有人，有局無格，易陷入僵局，或格格不入。當局者迷，破格出局，是怎樣的人生？

一位19歲青春少年，生長在台灣最南角，海天一色，青山綠水，在大自然中揮灑澎湃的風華，快樂逍遙啊！什麼樣格局的人，才能享受大自然的寵愛？否則好山好水，好無聊。

最近老爸常帶著寶貝兒子去看醫生，兒子很挑醫生，沒有一個看順眼的，大都門診一次，就不肯複診，醫生換了一個又一個，兒子很拗，不肯再就醫。兒子的理想世界，和爸爸成人的現實世界，距離有多遠？

老爸好話說盡，好歹兒子只答應看最後一位醫生。醫生在台中，台中實在太遠了啦！兒子使性子，拉扯了幾天，硬著頭皮，如趕著鴨子上架。老爸載兒子北上看診，開了3個半小時車程，回程還要再開3個半小時，想到就累壞了，天下父母心啊！

少年郎坐在候診椅上，翹著二郎腿，戴著帽子歪歪的，人也歪歪的玩手機，喚了他的名字3次才回應。走路吊兒啷噹的，一副屌屌的樣子，斜眼看人。坐上診椅就翹著腳，手靠桌子撐著下巴。可憐的老爸在旁，立正站好。

這是什麼看病格調？我說：「你坐好，把手放下，把腳放下，把帽子摘下，把手機放在背包裡。」少年郎愣了一下，還沒看診，就先來個新生訓練？青澀的年輕人不被家庭馴化，就會被社會馴化。

人生的格局，要怎樣擺放？我說：「把手伸出來，把舌頭伸出來。」看了看，盯著少年郎說：「你這小子，頭腦聰明，完美主義，常困在枝枝節節上，混身是勁，不知道要用在哪裡？沒人瞭解你，你鬱卒到快發狂！」少年郎聽了，立刻問老爸：

「哇塞，哇操！這個醫生怎麼那麼厲害！把脈就知道我的個性？你有事先打電話給醫生嗎？」這時我抬頭看了看，蒼老憔悴的老爸，他也正愣得直搖頭，不知道該說什麼？我低頭想，要如何解救眼前的老爸，他一定被桀驁不馴的兒子折磨得很慘！

我請老爸到候診室休息，年輕人的問題，要他自己負責，也許他也不願意老爸聽到他內心的話。少年郎滿口髒話，正如他滿臉的青春痘，發紅發膿。我說：「小子，你長得那麼帥，象牙嘴裡不會冒出髒話。髒話負面物質充滿你的場，這樣對你自己不尊重，對醫生也沒禮貌，要怎麼幫你看病？誰願意幫你看病？讓人看了就討厭！」雖然少年郎嘟著嘴，卻自動坐好，淸淸嗓子，開始敘說他的困擾。

這小子每天都困在浴室和大門，開門關門，又開門關門，不知開關幾次，長達半個小時，還出不了門。那雙手，洗了又洗，洗了又洗，洗了半個小時，洗到手發紅破皮了，還覺得洗不乾淨，無法擺脫，常有輕生念頭。這是什麼毛病？

這是强迫性精神官能症，簡稱强迫症，屬於焦慮症，精神疾病，列為世界最常見精神問題中第四位。患此症，七成與家庭有關，六成與人際關係、學業有關。其中1/3人有憂鬱症，1/10人企圖自殺，1/5曾有自殺計劃。在台灣100人中有2～3人患強迫症，約40～60萬人，人數高於精神分裂症、躁鬱症、恐慌症。男女比例相當，多在25歲前發病。

在古希臘神話，有一個悲劇人物，叫薛西弗斯的巨人，因犯錯，被萬神之王詛咒，讓他在地獄中推著巨石上山，上到山頂之後，又讓巨石滾下山，他就這樣，不斷的推著巨石上山、下山。薛西弗斯遭受這種可怕的刑罰，永無止境的被此苦役所折磨。

現代有多少個薛西弗斯？詛咒來自那裡？醫學上說是：腦部頭狀核，眼前額葉有病灶，訊息過度而塞車，中樞神經與奮抑制的失調，神經傳導物質血清素、多巴胺不平衡。把弗洛伊德也參一腳，說是因為潛意識的衝突所致。

我問少年郎：「小子，你不喜歡那些擾人的動作吧？」少年仔猛點頭，「那就不是你的意識想要的，我們來奪回你自己的操控權。」少年仔睜大眼睛問：「那是什麼跟什麼？」

我立即回答：「你是你自己最好的醫生，你的堅強意志是特效藥。下次要2度關開門時，先按合谷穴，等一下，告訴自己：我要作自己的主人，開了門直接走出去，關了門直接走進房間。要洗手，照平常洗法，要再洗時，等一下，按合谷穴，通關密語：我要作自己的主人，關上水龍頭，就離開浴室。」少年仔傻了眼，這算什麼治療？

針灸處理：

我告訴年輕人，他身體的網路，部份短路，我要用針灸來調整。少年仔沒針灸過，倒有點好奇，就來吧！讓諸神安位，針百會穴；鎮靜，針神庭穴對刺；凡與勞有關：心勞、神勞，針勞宮穴，勞宮的勞就是牢，把怪力亂神封鎖在牢內，就不會出來擾民。請年輕人常按此穴。青春痘，針曲池、血海穴。第一次針灸，針數少，刺激量輕，別把年輕人嚇到了。

處方用藥：

重複動作視為實證，熱證，用瀉法。正值青春期，雄激素分泌旺盛，平時愛喝冰品，扼殺中土腸胃運化能力，肝陽一路上衝，折不下來，用保和丸鎮中土，以土蓋火。腸胃是第二個腦，腦腸胃軸運作失序，腸道菌群紊亂，腦筋跟著紊亂，派黃連解毒湯，瀉三焦實火，抑制免疫過亢；用龍膽瀉肝湯，折肝陽之上亢，加生地涼血，入腎，補腎水，以水克火，生地大劑量可鎮靜。

原本沒有預期拗小子複診，第2周卻出現在候診室，老爸竟然沒有隨侍在側，他坐椅子竟然沒有翹腳，莫非孺子可教也？一問之下，少年仔自願自行搭車來看診。强迫症沒有改善多少，痘痘有好一點，情緒震盪有很大的紓解。最重要的是，從頭到尾，沒聽到他講一句髒話，眞教人興奮！

自己想飛的翅膀，一定要經得起風雨。

我說：「强迫症是一種物質，像一種漩渦，令人無法擺脫，最好的方法，就是脫離它的頻道。它也是有靈性的，喜歡吸附在找不到自己的人的身上。」少年仔滿臉疑惑的問：「要怎樣脫離甩開？」我回答：「每當要開關門、洗手時，擔心沒關好，沒洗乾淨的思緒出現，那不是你的意識，而是強迫物質它發出的訊息，要立刻拒絕它，說我不要，漸漸你就能奪回你的自主權。」

要針灸時，少年仔滿臉很痛苦的表情，我以為他怕針灸，少年仔才說：「醫生，等一下，有一件事比強迫症，更令我痛不欲生？」什麼事啊？那麼嚴重！「醫生說我骨垢板已癒合了，不可能長高，我才169公分，沒有170公分怎麼能看哪？」才差1公分而已，那麼計較！

完美主義者，就是錙銖必較，侷限在自己所設的格局當中。儘管自己有多少理想，這個世界卻不一定為自己而轉。青春才敢有夢想，過了青春期，只會為夢想，踮一下腳尖而已，等到年長，只剩下枷鎖。

我檢查他的骨架，就說：「可能還有一點希望，你把花在關開門，洗手的時間，拿來跳繩500下，或投籃200下。恐會傷腎，會耗掉生長的腎精。不能吃冰品冷飲，晚上10點前睡覺。」少年仔馬上接話：「哇塞！簡直要我的命，沒有冰飲料，要怎麼過日子？」

我回答他：「什麼格局過什麼生活，生活是一種選擇，你要怪誰呀？你不要把爸媽用血汗和尊嚴，換來的資源金錢，來供養你自認為理所當然的想法。」針灸加針長高的百會、湧泉、足三里穴。

3個月後，少年仔神采奕奕，眉飛色舞，揮去憂鬱的眼神，高興的告訴我：「醫生，你解決了我二大要害，現在強迫症只剩偶爾發作，而且很快就能控制了。最高興的是我長高了3公分，太帥了！太神奇了！耶！」

青春是一本倉促倉皇的書，時光飛逝，很快少年仔就會長大，可能回頭一讀再讀，含著淚。

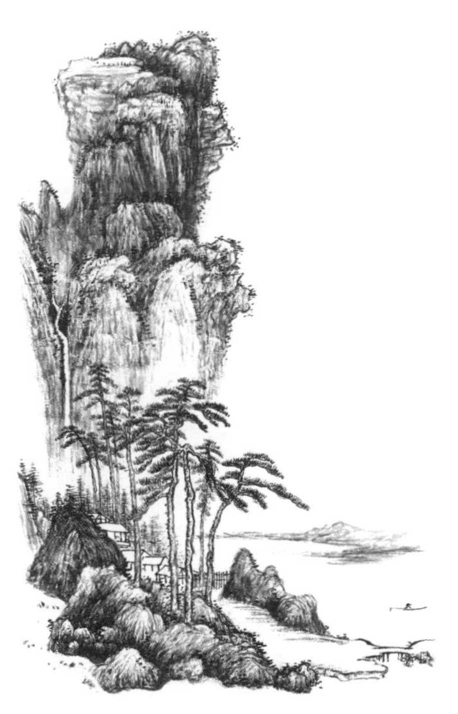

情是越掙越緊的網

鳳凰于飛，雁行有序，鸞鳳和鳴，燕侶鶯儔，雙宿雙飛。魚水和諧，鴛鴦交頸，鶼鰈情深。琴瑟和鳴，如膠似漆等等。舉凡天上飛的，水上游的，地上長的動植物，都在稱頌著夫妻、男女情。有道是：百年修得共枕眠，一日夫妻百日恩。夫妻姻緣到底從何而來？是前世的報恩？還是累世的報仇？

一位56歲女性華僑，是房地產仲介商，是個虔誠的佛教徒，做生意很誠懇，有誠信，事業騰達，很成功。專程從北美飛來台灣治病。這麼遠來，莫非是什麼重大疾病，或疑難雜症？結果是：要看她徹夜不眠的大問題，還有乳房脹痛，潮熱，盜汗，心悸的問題。我心裡很納悶，這些症狀都不是什麼大毛病，怎麼需要大老遠專程飛來治療？初步診察後，請她到針灸房候針。

隨後進來的是一位35歲，身材高大，戴著眼鏡，斯文又俊美的資訊工程師。

我以為是仲介商的兒子，當她介紹這位俊男是她的先生後，就逕自走出診間。我驚訝了一下，算一算，女生大男生21歲。一個是正凋萎的黃花，在風中飄零；一個是正風發的飛鷹，在空中翱翔，而這對夫妻已結婚10年了，真不簡單哪！簡直是愛的奇蹟。

工程師看的是失眠問題，人非常疲憊，越累越不能睡，精神抑鬱，正在服精神科藥，腸胃不適，腰、頸部都酸痛，眼睛深邃，視力模糊。當我把脈時，看到他頸上，臂上都有一塊塊瘀傷。不知道是不是時差的關係？小倆口看去都很累。而且在台灣停留的時間只有5天，哇！5天？怎麼可能治好他們的問題？我也只能盡力了，能治多少算多少。

針灸處理：

嚴重失眠，針神庭穴對刺、眉衝、印堂穴，3天後，加針湧泉穴；潮熱，盜汗，心悸，針內關、合谷穴；乳房脹痛，針太淵、肩井穴；腸胃問題，針中脘、足三里、內關、公孫穴，輪用；腰酸，針中渚、足三里穴；肝氣鬱結，針太衝、三陰交穴。

第一次針灸，針數少，先調氣為主，怕他們精神不濟，對針灸還不適應。先生針灸完，容光煥發，更見英俊瀟灑。

第2天針灸，工程師去買東西，稍後看診。由於時間緊迫，我只好單刀直入，對仲介商說：「妳很霸氣，很倔强，操控慾很强，而且常常生氣。我問妳：先生身上的瘀傷是怎麼來的？」仲介商聽了，嚇住了！怯怯的說：「醫生，你怎麼那麼厲害！先生身上的瘀傷，是被我打的。」

仲介商哀淒的敘述：她好愛先生，愛到不能自拔！只要先生離開她的視線，她就很緊張。一不順她的意，就大動肝火，大打出手，摔東西。有時先生也回拳，先生真是「遇人不淑」啊！打架成家常便飯，莫非不是冤家不聚頭？冤家聚頭幾時休？就這樣吵吵鬧鬧，摔摔打打，風風雨雨中，過了10年，還不離不棄，算不算是愛的奇蹟？

清官難斷家務事，家庭是講感情的地方，不是講理性、講是非的地方。但是情結影響到健康時，要如何調解？我快速出招：「妳是不是有點變態？妳的愛讓先生窒息。不論妳多愛先生，都成了魔，奴役自己的身心，也折磨妳所愛的人，安眠藥怎麼能治妳心魔所造成的失眠。妳虔誠唸佛，佛家五毒——貪瞋痴慢嫉，妳卻全包了。家就是個道場，妳的猜忌心如火燒功德林。」仲介商一邊挨罵，一邊掉眼淚，多少柔情多少淚呀！

打鐵趁熱，我繼續說：「先生是個人，不是妳的財產，更不是妳的寵物，妳不能隨便打罵，嚴格操控。妳造下多少業啊！老天都一筆一筆把妳記下來，妳也要一一還清業債。治病是要用德來交換的，妳一直在損德。妳的火藥庫乳房，再這樣下去，等德損光了，乳癌就等著大刑侍候妳。人就當只活這一次，別活得太累了。」

李洪志先生說：「情是越掙越緊的網」。情是一種神，祂撒下情的天羅地網，方便操縱人。誰能走出情，誰就能走出人。誰能放下情，誰就能生出慈悲。

仲介商夫妻倆候診時，都各坐一方，也個別進來看診。第3天針灸後，先生簡直是脫胎換骨，神清氣爽，而且可以安臥。仲介商看先生療效那麼好，就決定讓先生再留半個月，繼續治療。她自己也有很大的進展，心結稍解後，頭痛，胸悶，盜汗也有緩解，雖還不能入睡，好像也有休息到。但業務繁忙，無法久留。

看仲介商心情有好一點，順勢我叮嚀她：「真正的愛是無條件的，需要彼此接納，體諒和尊重，而不是佔有。愛不是交易，妳愛他多少，他就要回報妳多少。當妳值得愛時，愛才會堅如磐石。放下對愛歪曲的束縛，也就放開妳自己。讓妳愛的人，和愛妳的人，都有尊嚴的活著。」

第5天針灸，儘管夫妻倆身體都有進展，仲介商突然又焦躁不安，十分猶疑困惑：要不要讓先生單獨留下來？會不會發生什麼事？一千個如果，引爆一萬個妒火，串串鞭炮，砲聲隆隆，一陣慌亂，醋瓶爆破，飛濺滿地，小倆口又打架了，又輾轉無法成眠，先生最終被押回國。

可憐之人，必有可恨之處？被愛打得人生只剩下狼狽？哭著來，哭著去，天地茫茫！鳳凰于飛向何處？天邊鴻雁孤哀鳴！

房租

上帝為什麼要讓太陽下山？傳說前一茬地球人，為破除長夜漫漫的黑暗，造了一個月亮，送上天。大地黑白明暗，強烈對比。日出而作，日入而息，大自然的規律，是要給人什麼啓示？當息不息時，幾家歡樂，幾家愁？

一位47歲的男士，一張苦瓜臉，眉頭深鎖，雙唇緊閉，雙手緊握，滿臉失落的樣子，坐在診椅上，一語不發。我問：「先生，你哪裡不舒服？」他好像才從恍神中回神，回答：「我每天晚上都無法入睡，吃了安眠藥，還是睡不好。」為什麼會難以入眠，一定有原因。年幼，青少年時期，多是倒頭就睡著了。為什麼長大了，就有失眠的問題？我又問：「你從什麼時候開始不能入睡？當時發生了什麼事？」

失落人回答：「失眠已20多年了，不知道為什麼，也不知道從什麼時候開始，就漸漸不能睡了。」怎麼會有不知道原因的？算一算，當時才24歲左右。那就幫忙找起因，就問：「你有結婚嗎？有小孩嗎？工作順利嗎？」通常感情、親人、工作、健康、金錢是失眠的主因。

失落人低著頭說：「我已離婚20年了。」我再問：「這麼年輕就離婚，沒有再婚嗎？」他面有難色，醫生怎麼那麼囉嗦，身家調查啊！失落人還是乖乖的回答：「離婚一年後再婚，結婚一年後又離婚，前後生了2個兒子。」

我再問：「孩子乖嗎？都你自己帶嗎？」失落人臉色一陣青，回答：「兒子都跟媽媽住，都沒聯絡了，只有我一個人。」清官難斷家務事，但也要有個了斷，解開鬱結。我接著說：「嘿！年輕人，我告訴你，你和前妻的緣份，就只有那些時間，你欠她們的感情債，都還清了。你欠兒子的債，也都還清了，從此你就祝福他（她）們吧！」失落人臉一驚！有這樣解套的嗎？表情開始鬆動，沒那麼緊繃了。

我抽絲剝繭，又問：「你爸媽好嗎？身體健康嗎？」失落人沒想到醫生會問這個問題，剎那間，他的臉色快速沉下，回答：「我已快20年沒和他們聯絡了。」這怎麼得了！我急著問：「為什麼？你離家出走？」失落人一臉氣憤，回答：「爸媽感情不好，家庭沒溫暖。」

這是什麼理由？我有點生氣的說：「爸媽的感情，不論怎樣，是他們上一代的事。你永遠是他們的孩子，你現在妻離子散，又像孤兒一樣，漂泊在外，你那顆不安、落寞、自怨自艾的情結，怎麼會睡得著？」失落人的臉開始抽動，坐立不安。

我說：「喂！小子，你知道你老媽每晚都在思念你，而暗自悲傷流淚嗎？你自己做過父母，應該知道那種心情吧！你至少要打個電話，有空回家去探望爹娘一下。不要等到忌日時才回家，你會被愧疚的心，折磨下半輩子的。年幼時，父母像陽光一樣照耀著你，現在他們老了，他們的陽光就是親情。」

失落人的眼眶開始紅了，嘴角顫抖的說：「我沒臉回去，婚姻事業都不如意，現在在做保全人員，是很沒出息，很失敗的人，連自己都討厭自己。」我拍拍失落人的肩膀：「爸媽永遠不會嫌子女貧，年老的人吃不多，用不多，最需要的是親情！親情！親情！」我用力的說了三遍可貴的親情。

我繼續說：「最重要的是人要到現場，回家，陪老人家吃一頓飯，走一段路，聊一下天，他們就會高興好幾天。買點爸媽愛吃的小點心，買件衣服，或貼身的用品，手帕、手杖、手套、帽子、毛襪、毛織護膝、毛織圍巾，都不需花很多錢，心意最重要。爸媽會向朋友鄰居炫耀，那些物品的好用，和兒子的孝心。」

失落人聽得一愣一愣的，那些事是他從沒想過的。我很鄭重的說：「只要沒有欠人家錢，就是有錢人。工作是神聖的，只要靠自己的雙手和血汗賺來的錢，都是光彩的。你維護整個社區的安全，讓住戶安居樂業，是多麼有意義的工作！你要引以為傲。」

「你看禪宗六祖慧能大師，只是廚房伙夫，不識字，也能成就一代宗師。永遠不要看輕自己。你最好多運動，增加體能，萬一社區有什麼事發生，你的應變能力才會增加。」其實我是想藉運動方法，來解除他心中的鬱悶和壓力。

失落人睜大眼睛，一時不知所措。我追風除怨，再出招：「最大的問題，是你欠媽媽的房租，你從來沒付過。」他聽了，傻眼了，回答：「我哪有向媽媽租房子?我租的是別人的房子。」請聽我道來:「你從另外的空間,來到這個地球上,你在你媽的子宮,住了10個月,怎麼會沒租房子?那個用血淚砌成的皇宮,那個房租,你一輩子都要付的。」失落人的眼眶濕了!

針灸處理:

先從看淡人生著手,再激發生命力,針太陽穴,由上往下透針,隔0.2寸相鄰,再由下往上透針,用1.0~1.5寸針,左右各2針;安神,針神門、神庭穴對刺;解怨氣,針合谷、太衝穴;因失眠,常精神不濟,提振陽氣,針百會、關元、湧泉穴;心情鬱結,飲食無味,針足三里、三陰交穴;最後加一個快樂針,針印堂穴,由上往下透針。

然後,教失落人,情緒不穩,按合谷穴。不安時,按神門穴。每晚睡前,揉按合谷穴,對自己說:「我好幸福!」唸3遍。早上起床,揉按合谷穴,對自己說:「我要堅强!」唸3遍。藉由自我信念的暗示,來調節情緒的鬱結。

失落人不以為然的說:「我那麼悲慘!哪有幸福可言?」我板起臉孔說:「你

剛才從家裡來到診所，過了那麼多個紅綠燈，沒有被車撞，沒有跌倒，你說你幸不幸運？你還有嘴巴在這裡抱怨你的人生，而此時很多人被氣切，插管，不能說話，不能吃東西，你說你幸不幸福？

「你還有健全的四肢，五官俱在，身體沒有殘缺，沒有在癌症的生死劇痛中煎熬，你說你幸不幸福？你要學習感恩，感恩很多人流著血汗，成就你生活的各種所需。把你的世界、胸襟擴大，不要困在愁雲慘霧當中。你笑，世界跟著你笑；你哭，只有你自己哭啦！」我像連環炮一樣，炮轟著迷惘的人。

第2周，失落人回診，膽膽突突的說：「我有回家看老媽了。」頓時，兩人都沉默了，時空好像突然凝結，可以想見母子重聚的場景：老媽痴傻盼了20年，終於盼到浪子回頭，那佈滿皺紋、老人斑的雙手，雖無力，卻緊緊握著兒子雙手，久久不放，老淚縱橫！

從此以後，失落人每月回家付房租，落葉歸根。

迷迷紅塵路

念頭是從哪裡來的？種種念象：暗潮洶湧，翻江倒海，萬馬奔騰，迷迷糊糊，迷迷蕩蕩，痴痴迷迷的，令人誤入迷途，沉迷不悟，甚至一葉迷山。人一天就有3萬多個念頭，其中70%是無意義的。佛家說一彈指間，會生出320兆個念頭。怎麼會生出那麼多個念頭？有那麼多個我嗎？

佛家說，念頭是一種果報，常見念相：認影迷頭，當局者迷，昏迷不醒。有誰能打破迷關，迷途知返？量子學家把物質分析到最後，好像就沒了。物理學家把最小的物質，極微之微，探測到了：物質是念頭的波動現象，一切物質都從念頭產生。量子力學家提出「以心控物」的觀點。一個念頭就是一個宇宙。

測謊儀為什麼能測出人的思維？每一個念碩，都是一種物質，舉凡抽菸，喝酒，吸毒，賭博，易怒，憂鬱，焦躁，打電動，猜忌，記仇……等等念頭一出，就會招來相應的物質。例如出現抽菸念頭，就同時出現了抽菸物質，每一種物質都是有靈性的，它會發出訊息，讓人想抽菸，人一旦抽菸，就給了抽菸物質能量。

人體的結構，在微觀上看是一個個粒子，如散沙，聚之成人形，物質也是同理。人抽菸抽得越多，抽菸物質就越壯大，最後甚至可大到，和本人一樣身形的物質，如影隨形（影子也是一種物質），就很難擺脫，其他念頭也是如此。

越多個成形的念頭物質，形成越多的我，它們混漿漿黏答答的，團團圍繞著自己，人被污染著、干擾著，哪個才是我？真我在哪裡？所以戒菸、戒酒、戒毒之難，就難在那些物質，如蛇緊緊纏身，反過來操縱人的思維，人還以為是自己想要的，成為自製的金箍咒，難以翻身。

正面念頭：慈祥、善良、寬容、勤奮、助人、樂觀、堅忍、愛運動……等念頭，也會產生相同物質，產生正能量，累積成形，就能使免疫系統處在最佳的運作狀態。在起念動心上，下工夫，也是不修道已在道中的修為。偶爾出現的念頭，不久即散去，物質不足以成形。長期偏向某種思維念頭，就成為「後天」的個性。「人心惟危，道心惟微」啊！

負面念頭產生多了，各種不善物質成形，瀰漫自己的空間場，不但干擾免疫系統運作，更是讓人迷魂奪魄。更多的人是正負念頭相摻，激盪著高潮迭起，載浮載沉，繽紛的人生。

所以，想抽菸、吸毒、喝酒、打電動的是自己嗎？在焦慮，抑鬱，發狂，生氣，強迫的是自己嗎？很可能真正的本我都沒動。萬物之靈的人，卻可憐的被微觀物質操弄著，那也是人自己的選擇。只有分清真我、假我，清理門戶，覺悟，常保持清醒警覺，奪回自主權，擺脫負物質，找回上天給予的真我，超凡脫俗。

一位71歲的製造商，小時候家境貧困，放學都要放牛、下田工作，背上還輪流背著年幼弟妹，任他們在背上撒尿，尿水汗水交織著童年。歷盡風霜，白手起家，已擁有國內外3家工廠。長者風範，事業有成了，仍照顧弟妹生活。也很會照顧員工，自己農場生產的有機米，免費供應員工。

人生70歲才開始，說的是什麼的開始？經歷了艱難困苦，飛黃騰達後，是雲淡風清，還是雲迷霧罩？一個不小心的念頭溜進來，可能拖人墜入深淵。

商人因前列腺肥大，尿尿不順，造成很大困擾。經多位家人親友介紹，才願意來看診，來診時都是專任司機接送。第一次針灸處理，尿尿感覺好像有好一點，很快就又不順。只要針灸一次，沒有立即看到效果，就嫌療效慢。雖家人力勸慢性病不會治療一次就好，不情願的再來診。商人說其實他的精神有好一點，但看診要花時間。商人問我說吃藥會不會快一點？

我開了處方後，商人立即請人送去檢驗，看看有沒有摻西藥？有沒有重金屬過量的問題？雖然檢驗結果正常，再開藥時，商人還是送檢。之後，我就不再開藥了。看病總要有看病的誠懇和態度吧！針藥本身是物質，也是有靈性，越對它猜疑，所產生的波動阻力，針藥就越難發揮，對應起動的振動頻率，念頭與物質也會產生撞擊波動的。

商人斷斷續續的，約治療3個月，就沒再見到人影。半年後，商人一天要掛急診好幾次，一下子吸不到氣，一下子四肢無力，突然不敢獨處，焦躁異常。醫生診為：恐慌症。家人被搞得雞犬不寧，最後注射鎮靜定劑，插管餵食，整天昏沉沉的躺在床上，苟延殘喘，被恐慌物質吞噬。什麼叫人生的成功？要走到最後才知道。

另一位42歲外科醫生，正值經驗豐富，體力旺盛的精采人生階段。頗受醫院及病人的敬重，成為名醫。長久以來，長時間的在開刀房中度過，每天面對血肉模糊的場景。頂著病人沉重的壓力，有時已盡力了，還是遭到患者家屬的責難。患者抬進來，抬出去，有生有死。天生天殺，天之道也，醫生奈何也？看盡人世間，生死離別場面之後，是了悟人生，還是引入迷途？

名醫拖著疲憊的身子回到家，常如洪水決堤，動不動就大發雷霆，摔東西，徹夜失眠，醫生沒有比重病人好過！經姊姊極力多次勸說，才願意從北部來診。名醫身材高大，五官英俊，只是面色憔悴，蒼老得像60歲老翁。陪伴來的嬌妻，金枝玉葉，長得艷麗嫵媚，那雙美麗動人的眼睛，散發出白色的恐懼，有如驚弓之鳥。

針灸時，掀起名醫的褲管和衣袖，驚訝的看見一塊塊咖啡色斑塊，有的接近黑色，幾乎快找不到一片淨土，有些還潰爛。名醫自嘲說，自己打鎮定劑的後遺症，已打到沒地方可打了。有一次名醫很忙，請弟弟來拿藥，弟弟站在櫃檯邊，就不停嘀咕：「西醫自己治不好，還跑來吃中藥，真怪！怎會這樣？搞什麼鬼？」從此，不再見到名醫身影。

名醫的病情仍在惡化當中，最後因重度憂鬱症，無法開刀，美麗的老婆也勞燕分飛。之後名醫轉行，改做醫學美容，小手術，醫術仍受到肯定。可是揮不去的抑鬱症，越來越嚴重。因長期服重劑量鎮定劑，引起心臟衰竭，肺積水，在49歲，正值壯年時揮別紅塵，英年早逝！被抑鬱物質吞噬淹沒，又添加一例慘案。

每個人都有一個念頭死角，自己走不出去，別人也走不進來，必須等待自己轉彎轉念，才有轉機。有人卻像刺蝟一樣，豎起尖刺，刺傷自己，也刺傷別人。

迷迷紅塵路，誰能擺脫紛紛擾擾的念頭？

駑馬十駕

人生有一定的路程：生、長、壯、老、已。卻沒有一定的程式，順理不成章。人一旦步上紅毯的另一端，祝福與期盼的是：早生貴子。人永遠都不知道，上帝送來的禮物是什麼？老天給每個人的戲碼是什麼？

一對年輕男女，男方28歲，女方22歲，在相親之後，就訂親，沒有戀愛的試婚期，那是古早時代，媒妁婚約的現代版。簡單隆重的婚禮之後，以經營小吃店為業，大大小小，內內外外餐務，都小倆口包辦，任勞任怨，辛苦而踏實。

半年後，老天送來喜訊，喜獲麟兒，固然是皆大歡喜。妊娠時期常感冒，孕媽也沒時間去看醫生。隨著時間成長，出生6個月大的寶貝兒子，卻面無多大表情，太乖了，好像有點不對勁。小倆口忙生意，也沒多想。但兒子2歲了，動作遲緩，反應慢半拍。小夫妻的憂心，在殘酷的現實下，默默的承受著。

兒子4歲了，原本不敢再生，但轉念又想，一個孩子會不會太孤單了？要不要再生第二胎？萬一又像第一胎智商低怎麼辦？老天應該不會這麼殘忍吧？一個兒子已夠折磨了，樸實又善良的人，會受到蒼天的庇佑吧！家業也需要人手幫忙呀，姑且一試。

第二胎還是男孩，眼睛大大的，溜來溜去的，常常微笑，與大兒子不一樣，小倆口鬆了一口氣，老天不會再送來，有缺陷的，咬過的蘋果吧！小兒子的生理機制，按一般孩子一樣成長，到了4歲，還是被診為智商低。天哪！這是什麼世界？不偷不搶，忠厚善良，怎麼會得到如此報應？小夫妻含著淚，茹苦含辛的把孩子養大，不管怎樣，都是自己的親生骨肉，都是心肝寶貝。

因為餐飲業的忙碌，夫妻常因頭痛，頸部酸痛，腰酸背痛，手臂痛，膝痛，小腿酸麻，一起來看診。先生從來都是眉頭深鎖，沒有過笑容，抬頭紋，眼尾紋，法令紋，刀痕臉，交織成一張苦命網。沉重的人生負荷，都掛在眼神内，很少講話，左手小指在剁肉時，被刀切斷而少一節。嬌小的老婆，總是睡眼惺忪，睡不飽，很累的樣子，不到50歲就已是歷盡風霜的臉。

針灸處理：

頭部能量出口在大椎穴，頭部新陳代謝的總開關，也在大椎穴，頸部、頭部、肩膀的問題，先針此穴，在此穴上下左右共五點，快速點刺穴位後出針，不留針，針後，頸以上壓力即刻減輕，兩肩胛縫也就鬆了。當他們感冒所致發燒頭痛，咽喉痛，咳嗽時，也是先針此穴，快速提插，不留針，也可快速緩解病情，尤其是咽喉痛，就不必再於少商、商陽穴放血，可讓病人少受苦。

腰酸，針中渚穴，或腎俞穴，請他們自行按摩兩側腰肌，當腰肌按到軟了，肌細胞就靈活了，就不會經常腰酸。也可以按摩相對應的腹部，尤其是少腹，同時會按摩到關元穴，又有補腎作用。開四肢關節，針合谷、太衝穴，其中合谷穴還可引脾能量上行。手臂酸，針曲池穴。膝蓋痛，針膝眼、足三里穴。小腿酸痛，易抽筋，針陽陵泉、承山穴。

看到夫妻倆的苦瓜臉，我自動幫他們針快樂針，針印堂、神庭、太陽穴，都由上而下，其中以太陽穴視為圓時鐘，從12點鐘方向，向6點鐘方向垂直針，可產生看淡人生的效應。

因為針灸後，全身舒服，小倆口有空就來針灸。約過了半年，比較熟了，老婆問我：「我2個兒子都是憨兒，輕度智障，可不可以用針灸治療？」我回答：「可以試試看，但是能治到什麼程度不敢說，要治療多久也不知道。」

明明是不確定的答案，做媽媽的，只聽到我願意幫她兒子治療，就熱淚盈眶。「辛苦的媽，您受苦了！」我的話剛剛落下，媽媽的淚就不聽使喚的奪眶而出，哭吧！人生太苦了，我遞上衛生紙給她。

為什麼說滿腹經綸，一肚子墨水？腹部是怎麼裝經綸的？肚子是怎麼裝墨水的？莫非老祖宗認為，腸胃是第二個腦？或者腸胃是開腦的竅門？當脾胃中土的氣機受阻，脾升胃降，肝升膽降，君火升，相火降，東升西降的機制受到阻礙，就會產生腦部的問題。

智慧的開通，從少腹，經過任脈，膻中到大腦的路徑，象徵西遊記中的悟空、悟能、悟淨到唐僧，一脈智慧轉承之路。聽說有些修行者下世，就讓自己痴了，以免在人間造業，因痴而受欺凌，作為修行的躍進。如果是先天缺陷，該怎麼辦？

老大24歲，身高178公分，體重94公斤，壯漢，不論我針什麼穴位，都沒反應，也不覺得痛。不論我問什麼話，都沒回答。也許剛開始還不熟，也不知道針灸要做什麼。老二20歲，身高170公分，體重80公斤，看到針就怕，雙手摀著臉一直說怕怕，每下一針，老二就很用力抵抗，哀哀叫！像3歲小孩，要不斷的哄著。

有問題的部位，通常是物質能量不足或太盛。見二兄弟都長得壯又胖，會不會也是營養過剩，造成阻礙？見症（智力低）不治症，而治腸胃，試試看！駑馬十駕，說的是智力低，只要刻苦，也能追上資質高的人，二兄弟都上特殊教育學校。這對駑馬兄弟能否十駕？

針灸處理：

開腦竅，針百會穴，一個月後，加針四神聰穴，接天氣：調腸胃機制，針合谷穴，瀉法；避免腸道菌群紊亂，針足三里穴；强腎精，使上濟髓腦，針太谿穴，並以接地氣。初始，針數少，以免二兄弟不肯再針。之後，百會穴下2針，頭皮針生殖區補腎，腸胃加中脘穴連接上中下之氣。

老大接受度較高，但每次問他有沒有哪裡不舒服？針灸會不會痛？他都只有雙眼呆呆望著我，無聲勝有聲。針灸半年後，第一次他回答我說，針灸不痛。老大針灸一年後，才有笑容，手腳較靈活，在麵包店工作，刻苦耐勞，做工作不挑也不怨。中秋節旺季，連續工作十幾小時，都不喊累，真叫人心疼啊！

老二針了一年半以後，才肯乖乖針灸，針2年後，突然好像歷經兒童期到青春期，很會玩，笑容燦爛，很會表達情緒，手腳靈活得令人刮目相看。針3年，竟然有一次進診間，就打招呼說「醫生好」，針灸完，還會說「謝謝醫生」。天蠶變，開竅了，連我自己都驚訝極了！

媽媽高興又驕傲的說，小兒子已會主動和客人聊天，很貼心。他裝飯盒的速度比媽媽快，幫忙收拾碗筷、洗碗、整理餐桌，乾淨俐落，力氣很大。最高興的是，25歲終於會算加減數字了，可以幫忙收錢。我跟媽媽說，憨兒才會留在你們身邊，陪伴你們。媽媽說著說著百感交集，滄桑的淚滿襟！一直向我說謝謝。

治療那麼久，哪是我的功勞？是上帝的劇本，上演到此時，才知道上帝的禮物，是如此苦澀而甜美！

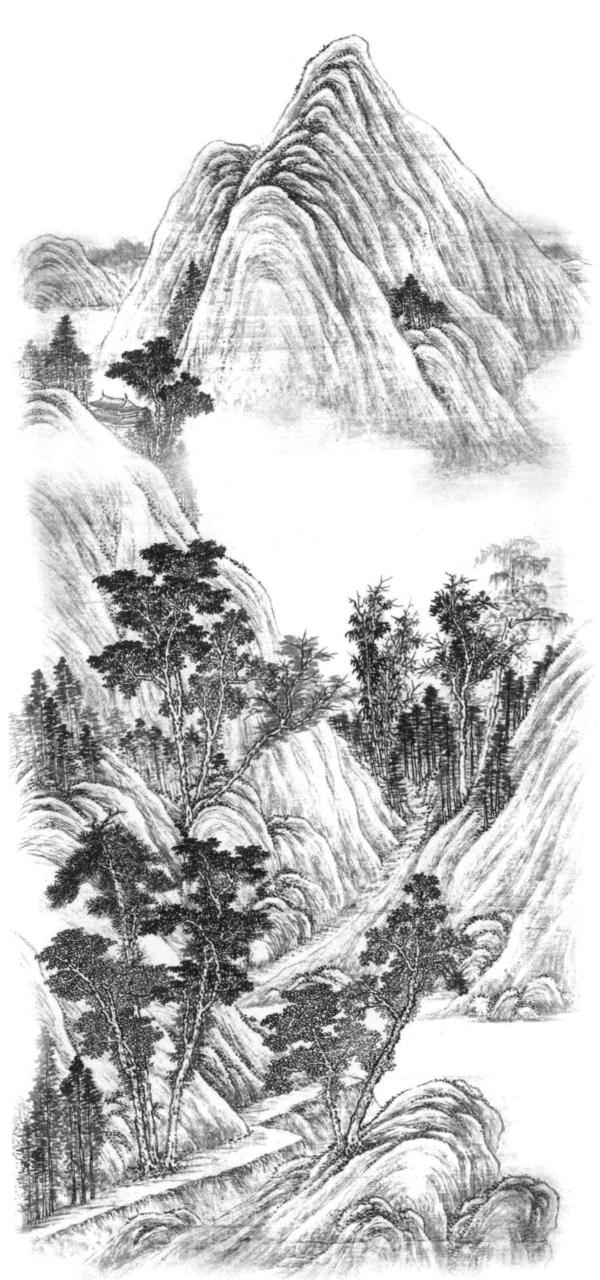

東風不肯入東門

疾病的意義是什麼？是在檢測人類的什麼心？是上帝的懲罰？還是上帝的祝福？為什麼會有那麼多種疾病？不論人類如何自豪醫學科技的飛躍，仍有8千多種疾病不能治癒？為什麼不能治癒？甚至連病因都找不到，是上帝的伏筆嗎？人類仍盡其所能的，苟延殘喘。

當夢寐以求受孕的喜訊被證實，年輕的初媽，既興奮又緊張。隨著胎兒成長，竟發現雙喜臨門，是雙胞胎，一次解決生子問題，不必懷2次孕，受2次苦，春風得意呀！同胞兄弟迫不及待的，在孕期32週，就呱呱落地。搶得頭香的哥哥，體重1450公克，出生後就住保溫箱2個月。初為人母的媽媽，喜獲麟兒的歡喜，浪快就被沖得頭暈腦脹。

弟弟生長發育一切正常。不知道哥哥是不是出生時衝得太快，衝得太急，到一周歲學走路時，動作很不協調，步態不穩常跌倒。弟弟視力正常，沒近視。哥哥眼球會顫動，看東西不是歪著頭，就是斜著眼看。弟弟早已會走路了，哥哥還是笨手笨腳的，好像不對勁，媽媽帶哥哥到醫院去檢查。

醫生確診為：腦性麻痺中度肢障，出生即遠視、散光。媽媽嚇呆了！兄弟倆同年同月同日同時，還同一個子宮出生的，命運卻截然不同，這命理八字要如何批？

哥哥四肢活動受限，雙大腿、小腿肌肉都高度張力，無法自然伸直，左腳行走、站立時都踮腳尖。右手無法手心向上，無法平行伸直。5歲時左眼做斜視矯正手術，醫生說右眼等長大一點再動手術，但一直也沒做。10歲時，左小腿做矯正手術。

從此以後，哥哥就在復健科進進出出。但雙腿一直還是無力、緊繃，張力有時很強，膝蓋仍無法彎曲。上國中時，弟弟身高已160公分了，哥哥卻只有135公分，體重44公斤，正是成長的青春期，卻半年多沒怎麼長高，媽媽急了，轉求中醫治療。

哥哥來診時已12歲，正值青春飛揚的少年期，對人生的憧憬該是什麼呢？為何總是東風無力百花殘！哥哥望春風，望到的是：遠視150度，散光650度，右眼還是有點斜視。鼻子過敏，易流鼻血。下肢呈剪刀式的彎縮，兩腳相夾而向內彎曲，大腿骨內旋，腳踝稍外翻，脊柱後凸且側彎，骨盆稍傾斜。踮腳尖走路時，臉部表情跟著拉扯。柱著拐杖，步伐蹣跚，好像隨時會摔跤，一不小心，就會四腳朝天。

腦性麻痺是什麼？

腦性麻痺，又稱腦性癱瘓、腦損傷症候群。是腦部發育未成熟前，受到損傷，或發生病變，致使腦細胞缺氧或損傷，而產生運動中樞永久性功能障礙，為非進行性腦病變，有些同時引發相關機體障礙：智能不足，癲癇，知覺、聽覺、觸覺等障礙，言語障礙，情緒、心理異常，或多重障礙。肌肉僵直，痙攣，肌無力，吞嚥、說話困難，顫抖。

腦性麻痺為原發性之病，不會隨年齡增加而變嚴重，不惡化，但關節易硬化，也不會遺傳。初發病為新生兒到10歲兒童期，病程為終身。目前沒有完全治癒的方法，只有用支持療法協助。盛行率是1000人中有2.1人，男多於女性。

腦性麻痺的病因：

腦性麻痺的真正病因，至今仍不明，只能推測其風險因子有：早產、難產、生產傷害，臍帶繞頸，產程缺氧，胎兒營養不良。雙胞胎，孕期感染。產後嬰兒感染腦膜炎、腦炎、嚴重黃疸、腦外傷，腦血管出血，腦病變，新陳代謝異常，遺傳基因異常。不管醫學理論如何浩瀚，頭頭是道，最重要的是，如何解決日常生活作息的困難？

少年仔進出醫院，好像是進家裡廚房一樣自在。當他來診，坐在診椅上，聽媽媽已敘述千遍的病情，傻傻的在一旁笑著，不知人間疾苦，不知有多少荊棘，正踩著春風迎面而來。說到要針灸，少年仔一點都不排斥，也不害怕。針灸處理，採一次坐位針，一次俯臥針。特別交代針灸前，一定先吃一點東西，因為針感比較强，有吃點食物，針感易傳導，也比較不痛，爭取青春期最後的黃金期。

針灸處理：

長期肌肉痙攣，所致肌肉生長慢，追不上骨骼成長，也會影響長高，針足三里、三陰交、陽陵泉穴；踮腳尖，針陽陵泉、委中、丘墟、崑崙、太谿穴；小腿張力强，針承山、委中穴；膝不能彎曲，針委中、伏兔、委陽、陽陵泉、陰陵泉穴；柱拐杖，還要背書包，手肘、肩膀易酸痛，針肩髃、曲池穴；舒展關節曲伸度，針合谷、太衝穴；先天腎精不足，針百會、湧泉、腎俞穴。鼻子過敏，針百會、風池、迎香穴。

散光、遠視、斜視等眼睛問題，針頭皮針枕上正中線、枕上旁線、攢竹透睛明、絲竹空、太陽、四白穴；長高，針百會、湧泉穴。2個月後，加强頭皮針，運動機能部份，針頂中線、額中線、囟3針、顳5針。與另一組針法：四神聰，沿運動區、感覺區兩側，各2針接攏。二種針法輪用。

少年仔眞的很勇敢，咬緊牙根，每針1針，臉部就抽動一下，是診所內，所有小孩中針數最多的，每個小孩見到小哥哥頭上的針，就抱以英雄式崇拜的眼光讚歎著。

剛開始連續10天每天針，之後一周針2次，辛苦的媽媽從南部開車來，風雨無阻，母親眞偉大！針了3個月，少年仔竟長高了1.5公分，他笑得好開心哦！針4個月，少年仔不必用拐杖走路。針半年後，媽媽去學校接他，看到兒子竟小跑的過來，雖然像鴨子般搖搖晃晃的怪姿勢，那瞬間，媽媽所有的辛苦，辛酸血淚，化作一展甜蜜的笑靨，伴著笑聲。

有一次門診，我問少年仔近況，他都不回答，抿著嘴，眼淚在眼眶打轉，臉在抽泣，我緊握少年仔的手，問：「你還好嗎？」他還是一言不發，好像滿腹委屈，看了好叫人心疼！心想這孩子成長過程，倍加艱苦，會不會受到同學譏笑或欺凌？我鼓勵他要勇敢，要加油，不要怕艱苦。少年仔聽了眼淚狂流，我幫他擦眼淚，媽媽在外面找停車位，還沒進來，我已幫他針灸針好了。

針灸完，再問少年仔怎麼了？原來為了成績，和媽媽在車上嘔氣，並說每次針灸完回到家，做完功課，都已1、2點才能睡覺。回頭我告訴媽媽，現在正是孩子成長的黃金時間，夜晚是分泌生長激素的高峰，不要讓孩子熬夜。學校的成績，過得去就好，健康最重要啦！學校成績，和社會成就，沒有那麼高的相關。

課業、體能、同儕、家庭的種種，那麼多的壓力，加加一起，孩子怎麼承受得了？以他的聰明，過一段時間，一定就追上來了。建議以後針灸一周一次就好，等放寒暑假再加強。最後母子還是決定，維持一周針2次。針灸一年了，少年仔竟長高了16公分，身高151公分。他已能接受上帝賜他的特殊造型，走路也很穩了，很少跌倒了，臉上多了許多笑容，對媽媽很貼心。

少年仔在沒有盡頭的坎坷路上，雖然東風一直不肯入東門，他自己卻追著東風，繼續奔馳人生。

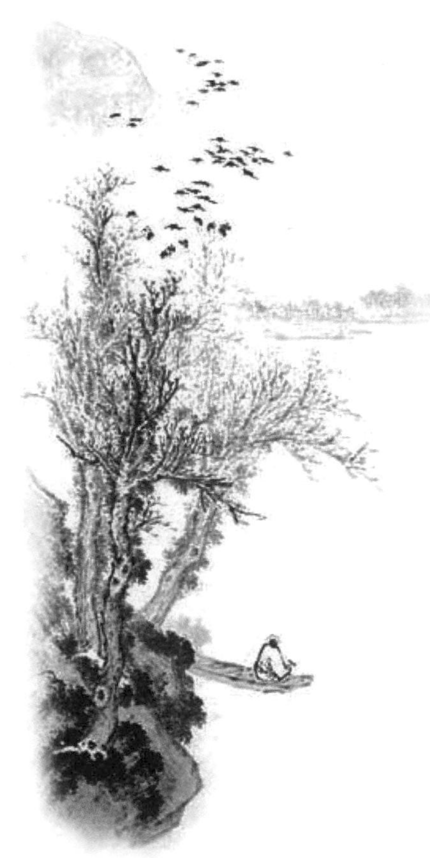

問君能有幾多愁

人生百態：呆頭呆腦，縮頭縮腦，愣頭愣腦，昏頭昏腦，賊頭賊腦，猴頭猴腦，滑頭滑腦，鬼頭鬼腦，沒頭沒腦，木頭木腦。一旦頭腦不按牌理出牌，不該放電，而任意放電，就會搖頭晃腦，斜頭歪腦，傻頭傻腦等等狀況，交織出現。

一位19歲大學生，和同學相載，騎機車出遊，乘風呼嘯飛馳，哼著青春的歌，痛快加爽快，多逍遙！大地一聲響起，不是春雷，是撞車碰碰聲，還沒來得及反應，到底是怎麼回事？被載的大學生已倒地，當場昏迷，急送醫院。

加護病房的呼吸聲，令人窒息。大學生昏迷3天未醒，經過電腦斷層掃描，大學生腦內出血，要緊急開刀。可憐的老媽，守在醫院，除了心焦如焚，眼淚擦不完外，對家中唯一的孩子，心頭的一塊肉，什麼也做不了。

經過醫生全力搶救，大學生終於醒過來，閻王殿門口前走一回，才發現自己前額的2/3是人工腦蓋。當包紮拆線後，爸媽一看，傻眼了，兒子竟變成外星人，臉形有如星際大戰影片中，外星人的模樣，前額高凸，和臉不相稱。縱使千萬個不滿醫生的技術，千萬個不捨兒子的破相，但生米已煮成熟飯，不接受也不行。還好身體其他機能，沒有受到破壞，才放下心頭大石。

誰知不久，又墜下一顆大隕石，重壓在爸媽的心上。手術後，寶貝兒子不斷癲癇發作。醫生換了幾次藥，癲癇一點都不領情，照樣極盡風騷，大耍脾氣。而且醫生千交代、萬交代，絕對不能吃中藥。16年來，全家倍受其苦，病情雖有緩解，但癲癇還是經常發作，父母想：不能吃中藥，總可以針灸吧！

大學生因為癲癇常發作，什麼地方都不敢去，連和女朋友約會也不敢，隨時都要有人陪伴。青春就這樣空空白白，眼巴巴看著情人琵琶別抱，過了無數個春夏秋冬。一開始，爸爸工作，由媽媽陪伴。爸爸65歲退休了接班，換62歲的媽媽出外做清潔工，一切都是為了給寶貝命根子治病。

來診時，癲癇人已35歲，因少外出，面白如文弱書生，媽媽的眉頭緊皺得快張不開眼睛，看起來比兒子還憂愁。媽媽說：自從兒子服癲癇藥後，兒子的思緒和活動力一年比一年差，說話、思考、反應都變得遲鈍，動作也不靈活，一點都不像年輕人。退化得比爸媽還快，看在他們眼裡，不禁憂心忡忡！

癲癇是怎麼回事？

早在《黃帝內經》即有記載「癲狂病」。兒童發病稱癇，成人發病稱癲，明朝開始稱為癲癇。民間稱之為羊角風或羊癲風。在台灣稱豬母癲，羊暈。別名腦癇，羊癇，發羊吊，羊癲瘋，豬腳瘋。2010年，香港復康會正式定名為腦癇症。

癲癇英文Epilepsy，詞源自古希臘文，其意為「折磨」。癲癇在台灣盛行率0.3%～1%，約有20萬人。全世界有5千萬癲癇病人，其中80%患者，在已開發國家。是僅次於腦中風，最常見的神經退化病，是長期性神經系統病，是多種疾病併發的後遺症，以抽搐為特徵。

為什麼會產生癲癇？

這個相當古老的病，在古代被認為是超自然、神旨的，被稱為神聖病，或魔鬼附身之病。癲癇眞正致病的原因不明，只見到腦細胞不該釋出電能時，卻像頑童在放鞭炮，隨意釋放出强烈電波，造成暫時性腦部功能障礙。

推斷可能致病的原因：

❖嬰幼兒期：先天胎兒腦發育畸形，生產前後新生兒腦部缺氧，腦出血，先天代謝異常，腦炎，孕婦生病生出癲癇兒，發燒。

❖兒童青少年期：頭部外傷，腦炎，遺傳，頭內出血，腦膜炎。

❖成年人：腦腫瘤，血管異常。

❖老年人：中風，頭部外傷，腦腫瘤，阿茲海默氏症，血管異常，感染，發炎，發燒。

❖代謝異常：血糖太低或太高，腎功能異常，電解質不平衡，藥物，酒精。

❖其他誘發因素：熬夜，睡眠不足，酗酒，過度饑餓，情緒過度波動，短時間一次喝下大量水，月經前後，服某類感冒藥、抗生藥、抗癌藥、胃藥、鎮靜劑。强光刺激，噪音刺激。營養不良，鈉、鈣、鎂太低，新生兒缺乏維他命B6。

癲癇發作時會有什麼症狀：

❖大發作：全腦組織都在放電，突然失去意識，失憶，昏迷，不自主的喊叫，發出怪聲，眼睛上吊，跌翻在地。肌肉僵直，呼吸暫時停止幾秒。接著肌肉一陣陣抽搐與鬆弛交替，牙關緊閉。易咬傷口內頰肉，咬破舌頭而流血，吐泡沫，皮膚發青發紺，大小便失禁。因跌倒，易致頭身肢體挫傷，骨折。全身抽搐約持續2～3分鐘。

❖小發作：腦組織局部放電，身體某部份僵硬，不自主的抽動幾分鐘。或失神，眼神忽然呆望前方，不停眨眼，暫時失去意識幾秒鐘。

❖複合式發作：心智混沌，難以專心，無目的動作，踱步，搓手，碰唇作聲，咬嚼聲，撥弄衣服。

❖發作伴有的併發症：易外傷，跌倒，摔傷，撞傷，咬傷，燙傷，窒息，吸入性肺炎。

在場的人應該如何幫助癲癇的人：

❖先將危險物、尖銳物搬走，用軟物或衣物墊其頭頸部，以防外傷。鬆開高領上釦，領帶，移走眼鏡。

❖牙關咬緊時，勿硬撬開。

❖不要弄醒患者。

❖讓其側躺，有助口中唾液排出，以防呼吸道阻塞，或引發吸入性肺炎。

❖勿壓制患者動作，勿搖晃、拍打其身體。

❖勿強塞東西至其口內，勿給水或食物。

❖雖然患者暫時停止呼吸，勿作急救心肺復甦術（CPR）。

❖如果癲癇發作，連續抽搐達5～10分鐘，或30分鐘內，連續發作3次以上，意識不清時間久且無法恢復，嚴重外傷，就要叫救護車送醫院急救。

癲癇至今，現代醫學無法根治。70%的患者，服藥2～4年，可控制抽搐。癲癇無法透過腦波檢查，電腦斷層掃瞄，以及核磁共振掃瞄來做診斷。只能藉以看到癲癇發作的病變，看到腦發育異常，腦動靜脈畸形，腦腫瘤。由腦電圖可看到大腦皮質神經細胞異常。

針灸處理：

腦部病變，原本針頭皮針最好。但眼前癲癇人的頭蓋骨前2/3是人工的，要如何定位下針？試把頭部穴位區域，按比例縮小至後頭的1/3部位。但再怎麼縮小，額中線，神庭穴對刺，囟3針，由囟會透向前頂穴3針排刺，都因前額是人工腦殼，無法下針。只好按比例改針百會、四神聰穴、風池穴。思緒反應差，針湧泉穴，補腎精上濟腦髓；四肢不靈活，開四肢關節，針合谷、太衝穴。

急性病多與風有關，所以民間稱癲癇為羊角風。祛風，預防感冒以免引發癲癇，針風池、曲池、合谷穴；發作後，肌肉張力，抽搐，使肌肉過度耗損，針足三里、三陰交穴；情緒不安，個性變脆弱，針關元、氣海、太陽穴由上往下透針。

請爸媽，當急性發作時，可捏兒子人中穴，强力揉按合谷穴，可減緩症狀。請兒子要發作前，必有瞬間的前兆，似腦中電流閃過，自行急按合谷穴，就地坐下來，如果來得及的話，可避免不必要的傷害。

特別囑咐：

勿熬夜，勿食冰品冷飲、發物、咖啡、辛辣食物。要走路運動，曬曬清晨和傍晚的太陽。

針灸每周一次，針3個月後，癲癇完全沒有發作，爸媽極為寬慰。針灸一年後，癲癇都沒有發作，病情已穩定。為節省他們的開銷，介紹北部醫生就近治療，但爸媽還是堅持，不辭辛勞，每周從北部帶兒子來看診。

之後，我鼓勵癲癇人：「試著去找工作，計時的，或一天2、3小時的工讀。或可拿工作回家做的，或在電腦上工作。幫忙賺錢，爸媽都已65歲了，還在為你辛苦賺錢，老人家總會漸漸老去，自己要學會養活自己啊！」他膽怯怯的，都沒回應，也許人生要踏出第一步，確實有點難。

於是我再加碼說：「世界許多名人，雖患癲癇，不但沒有畏縮，而且還很有成就，像是：凱撒大帝、亞歷山大帝、拿破崙軍事家、諾貝爾發明家、聖女貞德革命家、梵谷畫家、柴可夫斯基作曲家等等。」癲癇人終於出去找工作，服務業大都吃閉門羹，最後找到做內勤的工作，不需要面對顧客。但不知為什麼，找到的工作，他一直做不久，常被解僱，工作換了一個又一個。

我問媽媽，要不要給兒子吃中藥，可減少西藥的副作用，有助於工作時手腳及思考反應的靈活度。但媽媽謹記醫生的交代，嚴禁服中藥。雖然我告訴媽媽，老祖宗在3千年前就已有在治療癲癇了，在還沒有現代醫學以前，中國已累積了幾千年的治療癲癇經驗。

只要對病情有幫助，中西可以合治。不少癲癇病人，都有服中藥，病情也都有改善。但媽媽覺得針灸的療效，已很滿意，不敢輕舉妄動，不敢越雷池一步。老邁的雙親，輪流從北部帶兒子來看診，3年了，除了我休診外，不論刮風下雨，從未間斷，那種毅力和精神真令人感動，天下父母心啊！

癲癇人因長期保養，看去如20歲年輕人，歲月似乎沒在他臉上烙印，但內心深處不敢交女朋友，不敢騎機車。父母漸蒼老，就業仍有問題，獨子的壓力，春愁秋憂，載不動人生許多愁！

春風十里柔情

愛，是什麼？從情有獨鍾，情不自禁，情投意合，兩情相悅，兒女情長，到海枯石爛，天荒地老。為何含情脈脈的眼，變成相敬如冰的冷眼？為何一往情深，漸成斷雨殘雪？為何生死相許，演成分情破愛？

一位43歲美容師，身材修長，鳳眼柳眉，櫻桃小嘴，明眸皓齒，加上一頭烏溜溜的長髮飄飄，閉月羞花，沉魚落雁，美啊！她和心儀的男朋友相戀十年，有情人終成眷屬。難得的是，夫妻倆都熱愛馬拉松，夫唱婦隨，跑完全馬42公里，第2天照常上班。他倆常到各地去參加馬拉松跑步，雙進雙出，比翼雙飛，羨煞多少小冤家。

在一個寒風刺骨的早晨，美容師一覺醒來，右臉歪一邊，右眼無法閉合，她心想看西醫療效比較快，先到醫院去檢查，醫生說是顏面神經麻痺，經過打針吃藥，已4個月了，臉還是歪著，眼睛仍閉合不全。美容師走了樣的容顏，自信心大受打擊，怕色衰愛弛，朋友介紹她看中醫。

當美容師來診時，滿臉惶恐，第一句話就直問：「我這個病會好嗎？臉這樣歪，好難看！都不敢出門了。」本來顏面神經麻痺，針灸最黃金時期是，在病發3天內，次黃金期是7天內，最後黃金期是在1個月內，過後就成為頑固性慢性病。由於傳導神經受阻，美容師的面部肌肉，一邊有彈性，一邊鬆弛無力。臉色也呈一邊暗，一邊明，和她的心情一樣，明暗交煎。

針灸處理：

針患側頭維穴，用2支針，以十字型交叉針。針頭皮針的顳前線，約頷厭透向懸釐穴，患側頂顳前斜線下2/5，約懸釐穴處下針，與顳前線成15度夾角。風痰阻絡，針頂中線，約百會透前頂穴，加額中線，約神庭穴透向髮際，兼能安神鎮靜。風邪外襲，針額旁1線，約眉衝穴透向眉頭。增強面部彈性，針顴髎、合谷、足三里穴。

眼睛無法閉合，針攢竹透魚腰穴、絲竹空透魚腰穴，兩針對刺，加四白穴向下臉頰透刺，再加睛明、太陽穴。袪風邪，預防感冒，針風池、曲池、合谷穴。校正臉的拉扯力，針患側地倉透頰車穴。一周針2次。請她自行按合谷穴，捏拉歪曲的面肌及上眼皮。

特別囑咐：

出門、睡覺要帶口罩。多做閉口鼓氣運動。用熱毛巾敷臉10分鐘，1天3次。嚴禁瓜果生冷食物。早上天未亮，晚上天黑後，不要出外運動。電風扇，冷氣勿直吹臉部。

針灸5次後，美容師的眼睛可以閉上了，眼皮還有點沒力，感覺怪怪卡卡的。針灸一個月後，不講話時已看不出臉歪，但一張口，就稍微歪斜，講話不是很順，肌肉還未恢復彈性。美容師自覺病情有很大的進步，終於鬆了眉頭。她感受到針灸的療效，也把老公帶來，治療他頭眩暈的問題。

46歲的先生出現診間，天庭飽滿，額角寬闊，走起路來虎虎生風，英俊挺拔，相貌堂堂，儀表非凡。肌肉結實，身上好像沒有多餘的贅肉，加上理個小平頭，很酷哦！又酷又帥，真是一對俊男美女。但先生表情嚴肅，看去健壯得很，怎麼會患眩暈症？先生不喜歡吃藥，直接針灸處理。

眩暈針灸處理：

針百會、風池、曲池、合谷穴，加上率谷透曲鬢穴，太陽穴由上往下透針，印堂穴透下鼻根。越健壯的人，越願意接受針灸的人，行氣得氣越快，療效也就越快，先生眩暈症只針一次，就痊癒了。先生體會到針灸的美妙，於是每周陪妻子門診時，就一起做保健針灸。一周一次。知道先生從事警務工作，加針調肝的太衝穴，調陰血的三陰交穴，調筋骨的陽陵泉穴，調腸胃的足三里穴。

有一次針灸，美容師低聲的說：「醫生，下次我老公來針灸時，你可不可叫他不要喝酒？」診所常兼輔導室，先生不方便講老婆缺點時，就要我轉述。老婆對先生不滿，不敢當面指責，或說了一千次也無效的，要我勸勸。婆媳失和，父子交惡，兄弟姊妹的心結，要我做和事佬。小孩寫作業不專心、愛玩，女兒晚回家、熬夜，說都說不動了，要我訓戒輔導。子女失戀，情緒不穩，要我撫慰。交男朋友，交女朋友，也想帶來給我看看好不好。

我回答：「妳先生擔任警界主管，難免交際應酬，慰勞屬下，喝點小酒，無妨吧！有回家就好，不要管那麼嚴啦！妳越有寬容肚量，先生事業越大，這叫有容乃大。」美容師聽了，哭笑不得。有一次門診，美容師怒氣沖沖的說，她和先生冷戰了4天。

我淡淡的說：「小倆口鬧鬧脾氣，過2天就好了，過了就算了。妳知不知道，男人在外打拚，風裡來，雨裡去，很多委屈，在進家門前，把眼淚擦乾才進家的。別看男人在外威風凜凜，其實，有時候男人是長大的孩子，內心很脆弱，需要女人疼愛，老婆是半個媽。」

美容師才說，有一天先生出勤夜歸，滿身酒味加粉味，她馬上起疑心，之後，先生所作所為，必追根究柢。有時先生很煩，索性不回應，美容師更生氣了。她開始跟蹤先生，發現先生常到一家住所。美容師於是改跟蹤這家女主人，疑心疑鬼的，回到家，醋海翻波，翻天了，恨從心火燒，當晚喝悶酒，酒後當風，第2天早上就顏面神經麻痺了。

女人在生氣時候真的好醜！再美的容貌都走了樣。美容師接著說，之後她問先生去哪裡？做什麼？先生都不回答。我望了望美容師說：「先生會不會只是去查案而已？妳的猜疑心、控制慾、小心眼，像妳的臉一樣扭曲。先生的工作性質特殊，涉及業務機密，可能不方便告訴妳，也怕妳擔心。妳的眼神有殺氣，先生看到就有壓力，妳當他是小偷、嫌疑犯啊？像妳這樣的情緒，會影響顏面神經的療效。別把無妄的煩惱，拿來懲罰自己。」

美容師每次她單獨門診時，就在數落先生的種種不是，有一次，我聽了就說：「顏面神經麻痺，是老天給妳的警告，說妳做得過頭了。」美容師不以為然、不甘願的表情，嘴巴嘟嘟的，看樣子，我要花一點時間，來處理這顆不定時炸彈。

我說了一個醫生的故事：「有一位父親送兒子到醫院掛急診，他兒子因車禍大腿骨折，痛得哀哀叫，必須馬上動手術。護士請他等一下，說醫生馬上過來。那個『馬上』，如熱鍋螞蟻的，煎熬了半個多小時，父親在櫃台破口大罵。好不容易醫生滿頭大汗，匆匆到達，向孩子的父親說聲抱歉，立刻進行手術。3個多小時後，手術完成，醫生丟下一句：你的孩子已沒事了。說完又匆匆離去。

父親再度開罵，說醫生太不負責，沒交代病情，也沒說後續作業。一句話帶過就走人，太沒醫德了。護士向這位父親說明：『幫你兒子開刀的醫生，他的兒子被車撞了，當場死亡。醫生到現場瞭解一下，就趕著回來，幫你兒子做手術，手術做完，醫生又急著趕回去處理兒子遺體。』」

話說到這裡，我停了一下說：「妳就是那個只顧自己感受的人，那個不明事理，不問青紅皂白的父親。我問妳，妳到底要不要這個老公？」美容師馬上回答：「當然要啊！」我很嚴肅的說：「妳哪有要？妳的做法，都在逼老公出走，都在逼老公逃避妳。」美容師霎時傻住了，當局者迷。其實，越恨越愛，多少恨就有多少愛，痴心人兒，七竅生煙。

我輕打了一下她的頭說：「妳這傻女孩！有沒有聽到外面救護車呼嘯尖銳的

聲音？如果先生執行勤務出了事，就在那台救護車上，妳還在這裡怨恨他嗎？妳有沒有想過，先生的工作有一定的危險性，如果他的生命只有3天、7天、一個月，妳還會這樣對待他嗎？如果不幸成為事實，妳將極度痛苦、內疚，後悔沒有好好愛他。為了小事、猜忌心，害他執行勤務時情緒受到干擾。愛一個人，就是愛一種生活。」美容師愣愣的望著我。

打鐵趁熱，我繼續說：「想想當初，妳多麼愛他，妳變心了！好好的珍惜夫妻感情，那是妳修了三千年才盼到的郎君。每個相遇，都是千年後的重逢。每天的相處，都是很珍貴的，誰知道還有沒有明天？妳知道嗎？世界最美麗的蝴蝶，叫依沙貝拉，老天只給她3天的生命。人生很短的，短得妳來不及品嚐，就溜掉了。多愛他一點啦！」愛是一種自我的救贖。美容師聽了低頭低眉，眼眶也濕了！之後門診，美容師不再抱怨先生，顏面神經麻痺基本已痊癒，剩下肌肉還有點彈力不足。

月夜一簾惡夢流水去。梅花雪、梨花月，春風十里柔情依舊在。

一柱擎天

當母親節到臨，全世界都如火如荼的，稱頌母愛的偉大。可是就有些角落，有些孩子從來不知道母親懷抱，是什麼滋味？天倫之樂，母親節時只有父親唱獨角戲。

一位農村勤快的少年郎，由於家貧，只讀到國中畢業就到城市打拚，農家郎吃苦耐勞，在父親的協助之下，17歲就開了一家小型製造業工廠，當起老闆，這小子眞是不得了。28歲娶了一位美嬌娘，生了一對金童玉女，五子登科全到齊了，幸福得令人流口水。

愛拚才會贏，農家漢埋頭苦幹，一天工作十幾個小時。事業飛黃騰達，小工廠變大工廠，一柱擎天，光宗耀祖，在村裡有口皆碑。有一天，農家漢拖著疲憊的身子回到家，迎面而來的不是愛妻的擁抱，而是牽手的眞情告白：結髮人有了新歡，琵琶別抱。

農家漢聽了一陣天昏地轉！憨厚的農家仔，沒有責備，沒有爭吵，只有祝福。這是何等的胸襟！留下3歲的兒子，1歲剛學會走路的女兒，從此父代母職，征戰商場，男兒淚該往哪裡吞？

這麼好的對象，不知道有多少親朋好友，想做紅娘牽紅線，都石沉大海，全無回音。農家漢怕後娘不會真心對待孩子，一切都不假他人，親自撫育小孩，茹苦含辛，在無窗戶密閉的臥房，啃噬著夜夜的孤寂。不知灑下多少血汗淚，終於把孩子撫養長大，成家立業。農家漢一甲子年歲了，升級當阿公，還幫忙帶孫子，福及第三代，一柱擎天。

元宵節燈會，張燈結綵，閃閃發亮，熱鬧非常。女兒帶著65歲的老爸欣賞花燈，走著走著，是燈在閃，還是錯覺？怎麼老爸的下巴在抖，右手也在抖，老爸自己反倒沒感覺自己在抖。隔天又好些了，一周後下巴竟然抖不停，已影響吃飯，女兒急得帶老爸去大醫院檢查。

醫生看了看，說吃2周藥就會好了，可是老爸吃了一周藥後下巴更抖，人更不舒服，不敢再吃藥。女兒再帶老爸去看第二家大醫院，醫生信誓旦旦的說：「吃2周藥就會好，如果沒有好，我把頭剁下來，給你當坐墊。」

醫生的自信沒有把疾病嚇住，倒把老爸嚇到了，服藥一周後，下巴抖得連水都喝不進去，心情鬱卒極了，無法入眠。這該怎麼辦？女兒孝心，不惜花費找名醫，再到第3家大醫院，醫生說是巴金森氏症，但服藥後小腹抽疼，下巴抖還是抖，老爸不肯再吃西藥。

大醫院大醫師看不好，找小診所小醫師，先針灸看看。當女兒帶老爸來看診時，下巴抖得很厲害，一切由女兒代述病情，剛說完，老爸立即接話：「能不能讓下巴抖，趕快停下來？」老爸好像被下巴抖得快瘋了。

我說：「老兄，治病急不得。慢慢來比較快哦！才不會被過度治療，造成傷害。你的特效藥就是放鬆。」老爸苦笑了一下，眼神含怨，好像說，抖的不是你喔！女兒急著問：「老爸到底得什麼病？怎麼都看不好？」我推斷：「可能是三叉神經感冒。」女兒聽了滿頭霧水。

針灸處理：

下巴是三叉神經的下顎神經分布，有胃、膽、小腸、任脈經通過，又以胃經分布佔最廣。抑制神經傳導痙攣，針耳門、下關、頰車、大迎、承漿穴，並瀉合谷穴。《內經》說「諸風掉眩，皆屬於肝」，又肝主筋，針太衝穴；「諸寒收引，皆屬於腎」，針腎經陰谷穴；袪風邪，針風池、曲池穴；提升陽氣，針百會穴。

胃經土盛，用木克土，瀉其實，制其太過，針肝經木穴大敦穴；以火生土，針心經土穴神門穴，補其不足，且可安神，一補一瀉，一升一降，使其出差錯的人身圓運動，回歸正常升降浮沉。針灸當下，下巴抖動緩解，但出針後如故。

囑咐老爸：用咬口香糖、唱歌、朗讀唐詩三百首，來移轉三叉神經的動向。有空多用兩手各掐下關、頰車穴，按合谷穴往食指方向一路揉摩，每次9下。

第2次針灸。下巴抖動時間、幅度減輕。眉頭緊皺的老爸才露出笑容，問說：「我有救了喔？」我拍拍老爸的肩膀說：「加油！樂觀是最好的藥。」並請老爸用冷熱毛巾交換敷臉，勿食冰品冷飲。電扇、冷氣勿直接向臉部吹。見老爸眉頭深鎖，幾次想打破僵局，但不論我怎麼逗老爸，他總是一副哀怨落寞的眼神。

第4次針灸，下巴抖動剩下零星發作。第8次針灸後，下巴外觀看去完全正常，但老爸自覺還在動。加針安神快樂穴，針印堂穴。這家的台柱再度一柱擎天。之後，老爸都來針灸保養身體。有一天，我悄悄的對老爸說：「現在兒女都已長大，你最重要的是，好好過一下自己的人生。感情不分年齡，有好的對象，不要拒絕，甚至可以去追求哦！我已經把你調得浪帥了哦！」老爸聽了靦腆的笑！

2個月後，有一位60歲婦人來看腰痛，是老爸介紹的，說腰痛到直不起來時，老爸還幫她按摩。我聽了愣一下，這是親密的動作。有一次老爸來針灸，那位婦人後到，老爸還特別吩咐，要好好幫她治療。當他們相望的眼神，好像愛神邱比特的箭，在倆人心窩處飛過。

這遲來的春天，沐浴在愛河的老爸，又是一條活龍囉！

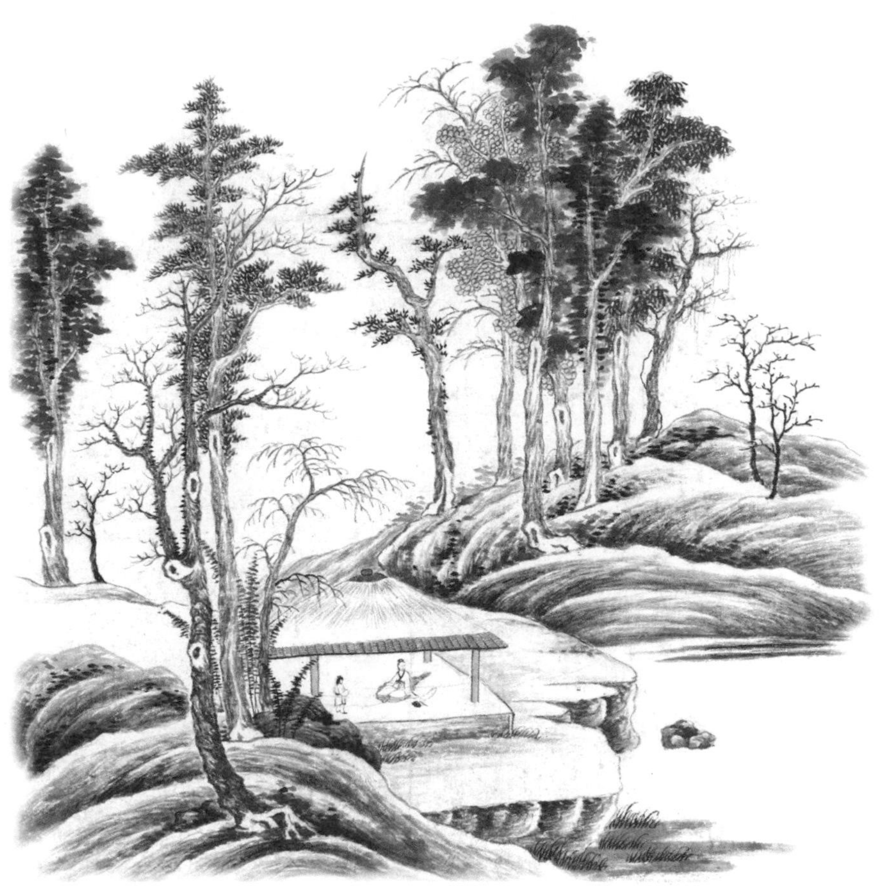

任他明月下西樓

月下老人牽緣著天下有情人，忙得很，尤其是在農曆的好日子，廣結良緣，金玉良緣，天賜良緣。使得紅帖子，婚紗拍照，新娘禮車，鞭炮聲交織在街頭巷尾，喜氣洋洋，熱鬧非常。月下老人千里一線牽姻緣，會不會忙中有閃失牽錯線？會不會老花眼，讓紅線分叉了？

一位52歲的櫃檯小姐，身材修長，長得俏。有一天，先生騎機車載她去買年貨，因為小事，小倆口鬥嘴，一個不小心，迎面撞上一部汽車。雖然有載安全帽，先生輕微挫傷，老婆卻傷勢驚人。人體在情緒波動很大時，應付緊急的機制和修護能力會下降。

櫃檯小姐頸部骨折，腦部蜘蛛網膜下腔出血，左眼睛骨折，眶骨下陷，上下肢多處挫傷。經過西醫緊急處理，做頭頸部手術，眼睛手術，打上8個鈦合金鋼釘，固定眼眶。

禍不單行，手術舊傷未復，新傷又起，左臉顏面神經麻痺，左眼張合不利，視物扭曲，左半邊臉不停抽搐跳動，尤其是左眼下眼瞼。在西醫處理一個月後，朋友勸她兼看中醫調理比較快。

櫃檯小姐出現時，戴著帽子、墨鏡，頸部套著項圈，先生小心翼翼的攙扶著，寸步難行的走入診間。櫃檯小姐的臉部走樣了，鼻青臉腫，她的心正如她的臉抽搐不停，直眉瞪眼，怒目切齒，都是老公惹的禍，怒氣餘波盪漾。

生氣也沒用，該承受的還是要承受。相繼而來的是失眠，頭痛，頭暈，頸部酸緊痛，臉浪緊繃，吃東西咬合有點不順，所以吃不下，四肢無法使力，久臥床引起腰酸，處處不能自理，生活起居全亂了，工作也丟了。再碰上停經症候群，心悸，胸悶，經期亂，下腹悶痛，簡直是添油熾薪。

針灸處理：

促頸部骨折循環，有利於生骨，針後項穴2針排刺，向後腦透刺，加承漿、後谿穴；面部痙攣，針患側頭維穴，用2針，做十字交叉刺，加頷厭透懸釐穴、百會透前頂穴、神庭穴透向髮際；解痙，針陽陵泉、合谷穴；停經症候群，針太衝、三陰交、內關穴。第一次針灸，先針這些穴，後續看櫃檯小姐的承受度。請她有空多按合谷穴、後谿穴，有助頸部、面部的循環。

之後，失眠，針神庭穴對刺，太陽、印堂穴由上往下透刺；手足不靈活，針合谷、太衝穴；上背及胸椎，因頸部骨折而酸痛，針患側完骨穴上半寸處，加肩井、肩貞穴；眼睛複視造成的頭痛，頭暈，針前頂透向百會穴、雙側頭皮針的暈聽區，約耳上半寸，與眉同齊，橫刺。

促骨折附近肌肉堅靭，促眼肌伸展度，兼顧脾胃，針足三里、三陰交穴；複視，眼睛刺痛，針攢竹、睛明、絲竹空、四白、風池穴，輪用；養血、活血，針曲池、血海、三陰交穴；補生發之氣，針氣海、關元穴；久臥腰酸，針中渚穴。

特別囑咐：

要注意保暖，尤其是頸部、面部。嚴禁冰品冷飲，勿喝牛奶。多曬早上和傍晚的太陽，尤其是頸部、踝部，有助合成維他命D，促進生骨壯骨。頸部骨折痊癒後，凡人從後面呼喚，勿急於回頭，不能做瞬間轉頭動作，要轉身勿轉頭。有空多揉按掌背食指與中指歧骨間凹陷處，有利疏通頸椎循環；中指與無名指歧骨間凹陷處，有利疏通胸椎循環；無名指與小指歧骨間凹陷處，即中渚穴，有利疏通腰椎循環，常按可疏筋活絡止痛。

櫃檯小姐的傷勢重，治療復健的路漫漫。前十天，先生每天都從北部載她來針灸，之後，一周針2次，一年後一周針1次。櫃檯小姐不論針什麼穴位，刺激有多强，都很能忍，很能吃苦。唯獨對老公的態度，實在令人不敢領教。只要老公一個姿勢沒做好，或動作慢一點，讓她痛，立即破口大罵，尖酸刻薄。生病了，處處要人幫忙，還如此霸氣凌人，情緒太衝，很不利針灸行氣，影響療效。

先生長得清秀，忠厚老實貌，講話輕柔，文質彬彬，體貼入微，如意郎君啊！對老婆這種惡劣的態度，沒有一句怨言，也不會惡言相向，從沒給老婆難堪的回嘴，也不頂嘴，總是那麼溫柔善體人意。因為老婆嫌針灸床太硬，所以先生都會自己帶薄被，先鋪好床，才小心翼翼、輕輕的，把老婆的頭身，扶抱上床，很會憐香惜玉。

在場的人，都被貼心的老公感動了！儘管如此，老婆從來就沒給先生好臉色看，引起在場的患者，背後議論紛紛，那個看了就令人討厭的惡婆娘，幸福得尾巴都上天了。先生就這樣殷勤的侍奉老婆一整年，而老婆也擺臭臉，擺了一整年。夫妻，真的是相欠債嗎？

一年後，有一天，櫃檯小姐獨自來看診，那位護花使者，怎麼沒有隨侍在側？我問：「老公怎麼沒陪妳來？」她爽快的回答：「我們離婚了。」怎麼會這樣？上個星期才一起來看診，絲毫沒有半點跡象，實在令人一時無法接受，會不會是櫃檯小姐太難侍候，先生受不了，忍無可忍，就拍拍屁股，走人了？

我很訝異的問：「妳怎麼捨得那麼好的老公，打著燈籠沒處找哦！」櫃檯小姐聳聳肩說：「好什麼好，他最會演戲了，你們都被騙了。」櫃檯小姐至此才說，20年前，剛結婚不到一年，老公就有外遇，常沒回家，也沒拿錢回家。她只好出外賺錢養家。為了孩子，她忍氣吞聲。現在孩子長大了。老公和女朋友，藕斷絲連，她乾脆成全他們。

寬恕是最強的武器。揮一揮衣袖，不帶走半片雲彩。但櫃檯小姐除了個人衣物，什麼都沒帶走，也沒有任何要求。撒滿一地破碎的離別，一寸離腸千萬結！

櫃檯小姐隻身來台中租房子，人生從新開始。她重新找工作，中年就業不易，她都沒半句怨言。放下感情包袱，開始為自己而活，雖然辛苦，但一切都變得有意義。之後來診，都很有禮貌，笑容可掬，還很熱情，和以前那個冰山美人，前後判若兩人，仔細看，還很漂亮，相由心生啊！

真敬佩她的勇氣，也欣賞她蛻變後的情境，才發現她有很多優點，貼心，刻苦耐勞，進退有為。櫃檯小姐假裝無情，其實，是不是痛恨自己的深情？每個人都有自己的齒輪，看要與誰磨合。他日路上與前夫偶遇，那個曾經許下山盟海誓的人，要以淚或以沉默以對？痛得無聲無息！我還是我，你還是你，我們卻不再是我們。

櫃檯小姐的傷勢，大致調理完成，只剩眼睛無法痊癒，還變成氣象台，只要遇到天冷，天雨，風大，太勞累時就會刺痛，視力變差。而且左眼睛外型變得小一點，打著鋼釘，轉動較不靈活。患側臉部還是比較沒彈性，體態體力都很好，吃飯、睡覺都沒問題。更年期平安度過，月經停了，沒有任何不舒服，身體狀況好像比未受傷前還好，是因禍得福？

愛情是不是一種疾病？一種千古以來，無法停止的傳染病？一種令人顫抖，難以自拔，難以治癒，可歌可泣的精神病？感情可曾放過誰？誰又能在感情中全身而退？

櫃檯小姐感嘆：情場上，東風惡，歡情薄，無價寶易得，有情郎難覓。從此無心望星辰，任他明月下西樓！

古道 西風 瘦馬

誰會徘徊在夕陽古道上？是柳永：「長安古道馬遲遲，高柳亂蟬嘶。」還是高觀國：「冷落閒門，淒迷古道，煙雨正愁人！」或是李白：「咸陽古道音塵絕，音塵絕，西風殘照。」有誰嚐過古道上的苦楚？如馬致遠的：「枯藤老樹昏鴉，小橋流水人家，古道西風瘦馬，夕陽西下，斷腸人在天涯！」

一位17歲高中學生，躑躅考大學要填什麼科系，哲學系？建築系？父母要天馬行空的兒子臨崖勒馬，都是為了子女前（錢）途著想。一拍定案，建築系前途無量。父母命難違，東風壓倒西風，西風凋碧樹！才子獨上高樓，望盡天涯路！大學建築系畢業後，順利考上相關公職，父母樂見兒子飯碗鐵定，高枕無憂。

哪知7年哲學之癢，仍在才子心底翻騰騷動。青蔥的歲月，依然沒有褪色。人真的不會長大，只會變老。才子每每孤舟蓑笠，獨釣寒江雪，獨愴然而淚下！

人生將何去何從？幾經翻騰，才子最後孤注一擲，直奔哲學研究所，毅然辭去人人稱羨的公職。胡馬依北風，踏上不歸路！

才子快快樂樂的上學，不久發現，怎麼年齡不到40歲，就視茫茫，髮蒼蒼！哲學竟這麼艱深澀苦，不是想像中的生命之學！莫非自己愚痴傻，一廂情願，學習一年了，還摸不著邊際，前途茫茫！更慘的是，左眼突然出現飛蚊，有時像蜘蛛網，像雲狀斑，遮住部份視野，視物扭曲變形，色澤改變，還伴有閃光。真嚇人！這是怎麼回事？趕快就診大醫院，醫生診斷是：視網膜剝離。

才子再度在古道上，西風中，惶恐徘徊！可能畢不了業了。眼科醫生說若不趕快開刀，恐怕會失明。才子網上搜尋相關資料，看到許多開刀的後遺症，真令人躑躅啊！自己有什麼自救的辦法？韶光易逝，如白駒過隙，眼睛正如醫生所言，越來越模糊，一片黑暗。

才子於是到圖書館去查查中醫資料，看看有沒有一線生機。就在極度低潮時，翻閱《按開人體的竅——穴位玄機妙用》的中醫書，浸潤作者醫生的古道熱腸，看著看著，就迫不及待的，一來，想見見作者，二來，想治療迫在眉睫的眼光問題，路途雖遠，決定試一試。

視網膜到底位於哪裡？什麼作用？

視網膜是一層薄薄的，透明的神經感覺纖維和感光細胞，所組成的感光組織層，服貼於眼球後壁內面，如同相機底片，是眼睛的中樞。當光線從水晶體穿過，聚焦於視網膜上，先由感光細胞負責照相，再由視神經傳達到大腦，以辨識影像。視網膜下是脈絡膜，負責供應視網膜氧氣和營養。

視網膜為什麼會剝離？

視網膜剝離，就是視網膜和脈絡膜分離，有如胎兒臍帶脫離母體，分離時間越久，神經細胞失養越甚，最終導致神經細胞死亡。如果失養尚未擴及視覺中心的黃斑部，視力恢復較良。當眼球玻璃體腔內的膠狀玻璃，出現液化，造成玻璃體鬆垮，或移位，就會出現像斑點、毛髮、飛蚊的現象。當玻璃體內的像蛋清樣的黏稠液體，由裂孔滲入視網膜下，以致造成視網膜剝離。

視網膜剝離後會怎樣？

視網膜剝離，為眼科第一病，手術困難。陳年性視網膜剝離，神經細胞壞死，視網膜漸被一些纖維組織取代，即使開刀後，視力恢復仍渺茫。台灣號稱「近視王國」，近視600度以上，視網膜剝離罹患率高達1%。台灣罹患視網膜剝離的比例，每10萬人中有16.4人，佔全球之冠。

才子年紀雖輕，卻道貌岸然，左眼神更是晦暗，來診時已幾近失明，只能感光，不能視物。中醫稱「暴盲」，屬急症，馬上針灸。

針灸處理：

目為肝竅，肝藏魂，魂不安目不清，請諸神安位，從神庭透上星，上星透前頂，前頂透百會穴，三針接力；重度眼睛問題，針患側，由臨泣透目窗，正營透目窗，兩針針鋒相對。視網膜會脫離，視為皮裡膜外有痰飲，健脾去痰飲，急性病取原絡穴，取脾經原穴大白，絡穴公孫，而且公孫穴通衝脈，衝脈為血海，「衝脈氣滲諸陽，血灌諸精，精者目中五藏之精。」用以滋養視網膜。

促眼周循環，針攢竹、睛明、承泣、瞳子髎、絲竹空、風池穴，輪用；目為肝血所注，養肝血，針三陰交、足三里穴；補眼睛腎水，針腎經原穴太谿穴；補下陷之氣，針氣海、關元、中脘穴；調視力指揮中樞，針頭皮針視區，約強間穴左右各旁開1寸，由上注下貼骨進針，共2針。

特別囑咐：

不能低頭和抬頭提重物，勿爬陡坡。嚴禁冰品辣味。晚上11點前入眠。少看手機，用手機通話，要將眼鏡摘下，否則電磁波透過鏡框折射入眼，使眼內溫度升高，眼壓升高，火上加油。

修護眼睛受損是條漫長路。針灸一個月後，驚見視力漸恢復，才子每周一次的門診，仍風雨無阻，從未缺席過，龍馬精神和毅力可嘉。每次門診都是一次哲學對話與激勵，在哲學崎嶇道路上，跌跌撞撞，斬荊棘。我的5本著作竟激發了他的思路，並成為論文的引用內容。

路遙知馬力，不知不覺的，在困挫中，完成艱深的論文。才子於碩士論文口試前一天，還不肯錯過門診，緊張和害怕激烈碰撞，說要看到我，針灸後才安心。我送才子一條嵌有「法輪大法好」的水晶蓮花，祝他好運，馬到成功。

臨走前我交代說，口試前，個別目視每位委員，誠懇的默念：我願與您頻率共振，謝謝您。正當口試時，劍拔弩張，主考官對其論文所使用的方法論，强烈批評。才子一陣驚恐，猛然想起我的交代，立即對著這位主考官，進行心念傳遞善信息。說也奇怪，頓時峰迴路轉，主考官轉變口氣，並予讚賞。獲得總分91高分，通過口試，並贏得獎學金，保送博士班。

才子從17歲到37歲，圓了20年的哲學夢，眼睛也完全重見光明，已能正常視物。在哲學古道上，西風蕭蕭，躍馬揚鞭，為理想走天涯。

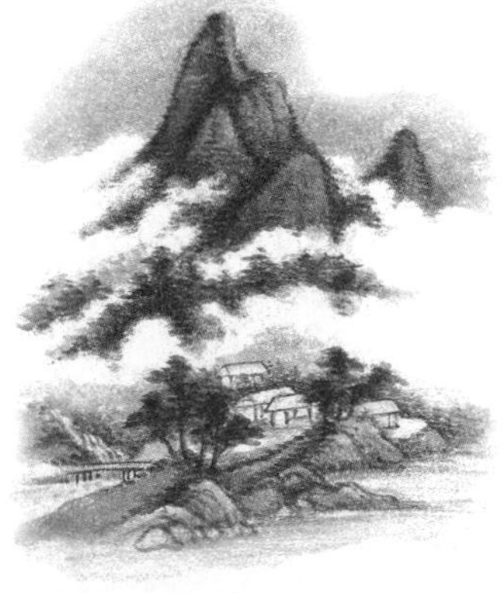

一眸春水照人寒

做父母的，總希望子女，上學上班，都是快快樂樂的出門，平平安安的回家。馬路如虎口，不論如何虎視眈眈，每天在虎口上，生死離別，遺憾終生的事，都在不斷的上演著，為什麼不幸的事總是重複發生？慘痛的教訓，似乎難以發聾振聵？是僥倖的心嗎？

一位25歲妙齡女孩，充滿青春活力，工作忙一天也不覺得累，下班後還很幸福的回家，吃老媽做的飯菜。有一天下班，像往常一樣，騎著機車，就快到家的前一個十字路口，她搶黃燈，對面迎來闖紅燈的汽車，一秒不差，一來一往的，衝！衝！衝！就「碰」了一聲，人仰馬翻，不見人起。兩個衝擊力加在一起，竟然人就昏迷過去了，怎麼那麼嚴重？

救護車急送大醫院，檢查後發現，腦部蜘蛛網膜下腔出血。右眼緊閉，無法張開，瞳孔放大，對光無感，醫生懷疑第三對腦神經受損，無法確診是否斷裂，要觀察6個月。右股骨粉碎性骨折，右脛骨開放性骨折。

正是花樣年華，為了3秒鐘的快速，付出慘重的代價！創傷性蜘蛛膜下腔的出血，醫生未開刀，以人體自行吸收方式處理，次日即停止出血。右眼視神經損傷，點降眼壓藥水，點人工淚液，補充維他命B群。右股骨粉碎性骨折，用鋼釘固定手術，右脛骨開放性骨折用手術縫合。

手術後，嚴重掉髮、斷髮，右腳腳毛卻生長旺盛，上虛下盛。右臀部肌肉萎縮，抬腿無力，只能抬高一點點。右手臂酸痛，右肩腫痛。住院期間，維他命B6、B12、銀杏、止痛藥、通便藥、類固醇，輪番上陣，最後連嗎啡都派上用場。10天下來，心率只有40～50下左右。花容失色，低眉垂眼要恨誰？

眼睛的問題，哪能等6個月的觀察？媽媽焦急萬分，住院16天，就趕緊出院，尋求中醫治療。腦有12對神經，其中第三對腦神經，即動眼神經，負責控制眼球的轉動，眼球內水晶體厚度的調整，瞳孔的縮放。並由直肌、下壁直肌、內直肌、下斜肌、睫狀肌支配。上帝眞是偉大的創造者，人體是如此精密，怎能不好好珍惜！

媽媽推著輪椅進診間，心比輪椅千斤重，沉重的腳步，一步步推來，白髮人推著黑髮人。輪椅上寶貝女兒，獨眼望眼欲穿，盈盈秋水，卻焦眉愁眼。從頭到腳，百廢待舉。針灸重點，先以眼睛為主，為爭取重建的黃金時間。

針灸處理：

陽氣是啓動力，先提補諸陽氣上升，針百會穴，下2針。用3支針並排，點刺眼眶周圍一圈，激起環剎效應，喚醒沉睡的睡眼。心率低，要强心，才能承受針灸的傳感，針內關穴。加强眼肌開合力，針攢竹穴，由下往上針，攢竹透魚腰、陽白、陽白透魚腰，絲竹空透魚腰、目窗穴對刺，輪用。眼皮為肌肉，脾主肌肉，健脾胃，增强肌力，針三陰交、足三里、合谷穴。

目為肝竅，肝主筋，眼內肌群的調控也需筋力，目又需肝血滋養，針三陰交、太衝穴。促眼周循環，加針風池、球後、瞳子髎、太陽穴，輪用。瞳孔放大，對光不反應，要找腎幫忙，因瞳孔屬腎，補腎精上濟腦髓，注於目，針湧泉、太谿穴。因右眼受傷，左眼承擔眼力，易疲勞，酸澀，針攢竹、睛明、太陽、四白穴保養。特別囑咐大女孩常捏拉右眉毛上眼瞼，每小時將右眼拉開眼皮看東西，至少5分鐘，後漸加長時間。

年輕就是本錢，修復能力快，針第5次，右眼即出現裂縫，第一道曙光出現，但眼花撩亂，目不轉睛。大女孩喜上眉梢，知道自己有救了。有一次趁媽媽不在，小聲的對我說，可不可以針她的掉髮，都快掉光了啦！大女孩嘴嘟嘟的，我會心微笑，點點頭。女生就是愛漂亮。掉髮，取頭皮針的生殖區以補腎，加血海、三陰交穴。

大女孩很能承受針灸，想快點好。第3次針灸，增加調理骨折部份，因她坐著針，選針風市、陽陵泉、丘墟，頭皮針的運動區、感覺區。特別不舒服時，以患處對應左肩臂找相應點下針。腰腿無力，針足運感區、百會向前頂穴三針排刺。如果大女孩精神還可以，才加針右肩臂的酸痛，只針風池、曲池穴，以防針數太多，病人會累。因車禍造成人生重大傷害，月經延遲一個月未來，針血海、三陰交、公孫穴。之後，經期雖有點亂，但至少每個月仍有行經。

前10天，每天針灸，之後每周針3次，半年後每周針2次，好像在跑馬拉松，要有耐力，毅力。針灸2個月後，眼睛已完全張開，大開眼界，眉飛眼笑，但轉動不靈活，會複視，有時會出現上下落差，刺痛，視力0.1。

針灸2個月半後，用助行器走路，到西醫回診，受傷骨頭已漸長上去。針灸3個月，可自己走路，但不是很順，筋和腿肌有時緊，有時痛。複視再治療3個月，眼睛會累，易流淚，加針養老穴，針了半年後，視力從0.1恢復到0.8。

請假期滿，要上班前一個月，大女孩很害怕，要騎機車又要打電腦。先來個班前受訓計畫：我請她練習騎機車，前幾天由媽媽陪同，時速15公里，騎500公尺，第一次騎完，滿身大汗。每天增加公里數，一周後可以自己獨騎。每天分早中晚三個時段，每次打電腦10分鐘，之後漸增加。正式上班了，大家很幫忙，忐忑不安，緊張害羞，都被同事之誼溶化了。

所有的苦難，如過眼雲煙，那雙水汪汪，圓溜溜，亮晶晶的眼波，依舊一眸春水照人寒！

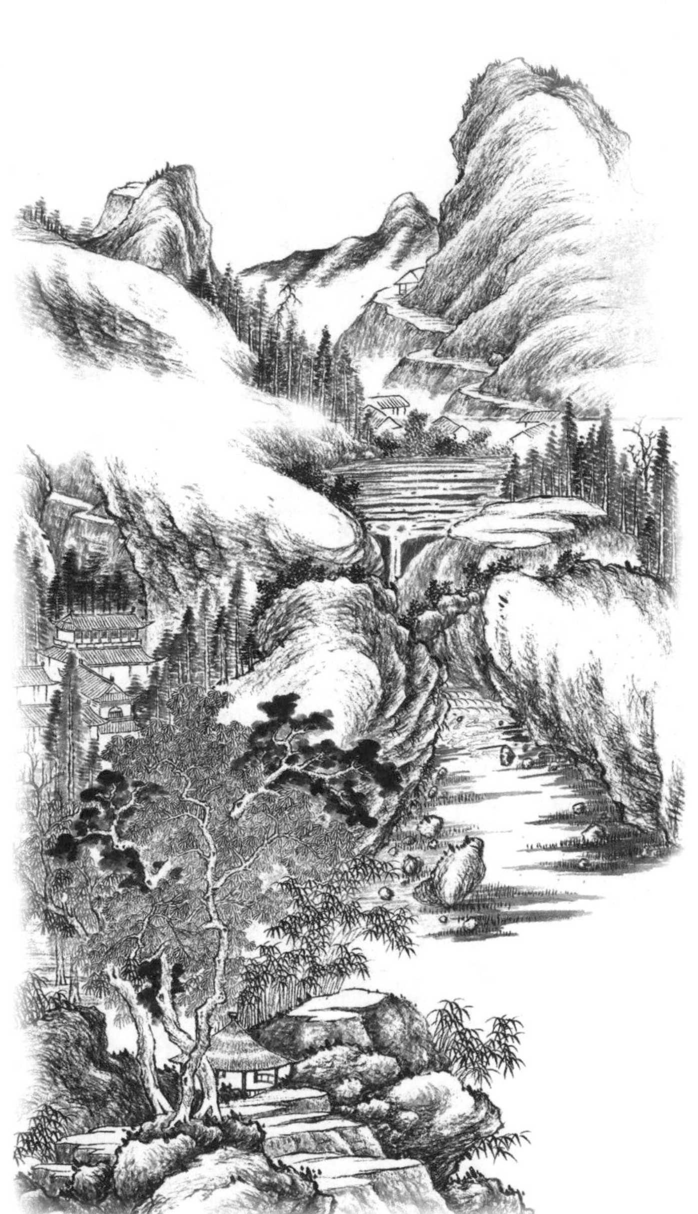

義膽忠肝向誰說

老天是最偉大的藝術家，千古以來，在空中彩繪，從來沒有重複的畫像，瞬息萬變，目不暇給，美不勝收。地上庸庸碌碌的蒼生，只看路上紅綠燈，不看天上彩雲飛。而地球上的每一個人，也都是老天獨一無二的創作，沒興緻翹望天空的人，欣賞一下人體精品，來來往往千萬人，誰能引起注目？

一位70歲退休教授，年輕時留學美國，取得博士學位。博學多才，擁有高科技智能，屬稀有技術人才，被國家延攬歸國，主持國家重大科技研究，運籌帷幄，智勇雙全。並於著名大學學府任教，在他旗下的研究生，每年都有十幾個，天上飛的，路上跑的，海上航的，各項領域的研究，都駕輕就熟。光是這些學經歷就令人景仰。他會不會嚐到：自己懂得越多，懂自己的人越少的滋味？

教授平常身體算健朗，見到老婆因胸腔癌症，給我治療調理後，臉色精神越來越好，好得連周圍的親朋好友都看得出，才喚起教授多年嘴唇會麻的毛病，也想來試試看。平常聽夫人聊起教授，終於見到男主角的廬山真面目。

當教授出現診間，玉樹臨風，器宇軒昂，走起路來神采奕奕，風度翩翩，談吐溫文儒雅，真讚歎上帝的傑作！這個原版素材，天生優質，經由教授的後天培養，加上自己的努力，添上色彩，仙風道格，不同凡響。人本身的特質氣質，就是一個藝術品，讓人細細品嚐，有些人真讓人蕩氣迴腸。

問起病史，在嘴唇麻當時，有生什麼病嗎？教授說嘴唇麻已10多年了，是植牙造成的後遺症。當時有一位學生是牙醫師，剛學會植牙。教授樂於給自己的學生當試驗品，前後幾年，共植5顆牙，植完牙就開始整個嘴唇麻，怎麼治療都沒改善，就放棄了。

我好奇的問：「你有沒有把植牙後的嘴唇麻，告訴那位牙醫師？」教授搖搖頭說：「我不想傷學生心，讓他感到挫折和內疚。」我聽了不以為然的回應：「老師，你是否應該告訴他實情？他得以改進醫術，才不會再有下一個嘴唇麻的受害者。」教授說事情已過去多年了，寧可自己受苦，也不願學生受傷。越厚道的人，是不是越孤獨？海可塡，山可移，義不可斷。大仁大義，義薄雲天，向誰說？

針灸處理：

嘴唇屬陽明經，疏經通絡，針迎香、合谷、足三里穴；嘴唇屬肌肉，脾主肌肉，健脾，針三陰交、足三里穴；麻，和血液循環、神經傳導有關，採頭皮針法，額中線，針神庭穴透向髮際；促進嘴唇環周循環，針地倉、大迎、承漿穴。

嘴唇麻，因植牙所致，追根究底，回治牙床，促牙周循環，針頰車透大迎穴、二間、三間穴；當初植牙造成嘴唇麻，有一定的氣滯血瘀，針曲池、血海穴。每周針一次。請教授自行做用力撐掌9秒，用力握拳9秒，連做5次。用大姆指掐手中指尖9秒，連做5次。有空捏一捏嘴唇。

有一次門診，教授形色匆匆，一問之下，他說他有5個老人要照顧，教授到南部去送中秋禮品給老人家，剛趕回來。我心想，雙方父母如果都健在的話，也只有4位，哪來5位？教授才說，他有3位小學時的啓蒙老師，逢年過節，一定要送禮問候，平常也常去看望，或帶他們去看醫生，或去享受美食。

只要老師還活著，這些是他應盡報答的義務。我聽了好感動！可能那幾位老師自己的兒子，都沒有那麼孝順。聽夫人說，教授對朋友也是古道熱腸。但教授對於關鍵重要事情，也很牛，有時牛脾氣橫掃，誰都招架不住。

什麼人，才稱得上是知識份子？是博士、教授、醫生、董事長、研究人員、科技人員？只擁有學識，就算得上知識份子嗎？在這位教授身上，我看到一個屬於中國人的知識份子的特質。

教授來診時必穿正式衣著，莊重自己，尊重別人。有時後候診時間較久，不會顯出不耐煩的樣子，不會抱怨。幫他針灸後，他都有禮貌的致謝。請他應注意的事項，他沒有以「科學」棒打中醫，仍包容的接受老祖宗的智慧，沒有恃才傲物。剛開始針灸吃藥，療效不明顯時，他沒有質疑和批評。對小學老師的關愛，尊師重道感恩的情操，高風亮節，令人敬佩。

針灸3個月後，嘴唇只剩一個小點麻，一直突破不了，教授放我一馬，自動停診。他的風範，使我更加警惕自己：智慧是一種境界，竹子越高彎得越低，任風擺盪，謙謙君子。不要身體跑在前面，靈魂丟在後面，不要失去知識份子義膽忠肝的本色。

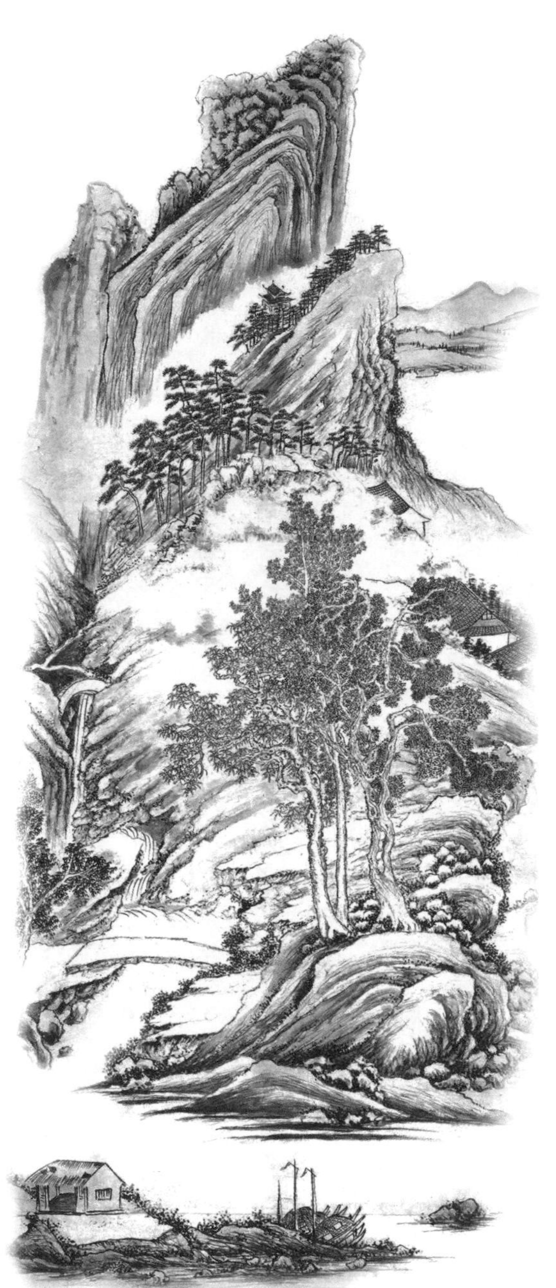

跳出紅塵惡風波

家，是什麼滋味？萬家燈火的溫暖窩，家家戶戶的安全港，歡喜冤家的甜蜜窩，家財萬貫的享受宅，白手起家的避風港，家喻戶曉的落戶地，喪家之犬的狗窩。

一位3歲小男孩，正是黏媽媽黏得很緊的時期，突然一覺醒來，媽媽已離家出走，並改嫁他人。遊手好閒的爸爸，脾氣暴躁，常打罵孩子，這下子避風港、安全港全垮了！家貧如洗，好吃懶做的爸爸，拉家帶口，回老家投靠阿嬤。

沒想到阿嬤也不是省油的燈，常歇斯底里的破口大罵，罵兒子是敗家子，不負責任，把孫子丟給她老人家帶，一毛錢也沒給她添補家用。阿嬤把氣都出在孫子身上，罵孫子白吃飯，累贅，去死死乀好啊啦！

一般3歲的幼童，都是在爸媽的疼愛下呵護著，「九龍呵護玉蓮房。」而他幼小的年齡，每天處在阿嬤疲勞轟炸下，在恐懼不安中，苟且偷生。小男生熬到上小學，才7歲，就自己找出路，做童工賺錢。苦命的孩子，一上國中，就離家出走，小小年紀就無家可歸，四海為家，墳地、廢墟、水溝旁、破屋、破廟都留下滄桑的足跡。用工換吃住，開始做苦工。莫非世界上只有痛苦的人和快樂的豬？

苦命兒17歲了，可以找工作了，一面工作，一面把學歷補上。只要有工作機會，什麼工作都做，水泥工、搬運工、清潔工、抬棺工、抬屍工、看護人員，最骯髒、最臭、最吃力的工作都做，有時也做一些齷齪的事。

「人生齷齪，抱風雲者幾人？」誰也別投異樣眼光，因為有誰嚐過挨餓？有誰嚐過求助無門？又有誰嚐過絕望的滋味？悲慘的小伙子，在挨罵、挨打、挨餓，菸、酒、檳榔伴著汗水、淚水、血水交織中，就這樣度過酷暑、嚴冬、暴雨，一年又一年，練就一身強健體魄，這位不怕風吹雨打的鋼鐵人，一身是膽。是不是要經歷命運的摧殘與恐懼，才能成就無所畏懼的靈魂？

鋼鐵人終於長大成人，吃苦耐勞，穩重的個性，令女孩心儀。25歲就娶了個大家閨秀，白手起家，生了個可愛的兒子。漂泊流浪的人，終於有了自己的家了，多麼幸福！家啊！家！鋼鐵人為愛打拚，為家築個美夢，一天工作十幾個小時。

老天會不會也患老花眼或老糊塗，忘了照顧艱苦中的孩子。有一天，鋼鐵人吃東西舌頭會痛，發現舌左側緣的後1/3處有破口，以前跌打損傷、感冒、肚子痛，哪有在看醫生的？都是咬咬牙就捱過去了，所以也不當一回事。過了8個月，舌破不但未好，還長出小花，舌頭轉動沒那麼靈活。他知道不對勁了，問菩薩吧！抽籤問神，何處去尋求醫治？

蒼天啊！那些等待救贖的人，似乎從來不能真正被救贖！

當鋼鐵人來診，已34歲，表情如鋼鐵般堅毅，張口滿口菸味，一看吃檳榔的咖啡色舌。舌左側緣後1/3處，已開了一朵灰色花，舌花鱗狀綻放，是舌癌。我很嚴肅的問：「你知道你得的是什麼病嗎？」鋼鐵人苦笑，微微點頭，那散發出來的眼神，帶著百感交集，複雜而深邃的情結，有如電影上看到黑道人物的冷峻眼神，他的心好像被大鎖深鎖，再粗的鐵棒也撬不開。全身刺青，看了令人不免打了個寒顫！

陪診在旁的妻子和兒子，沒什麼表情，只有老婆眉頭皺了一下。我又問：「你老婆和孩子都知道嗎？」他說：「都知道，很早以前就知道了，不想走西醫的路，不想被手術、電化療，折騰而死。大不了一死，自己也好像死了好幾回。以前常見死人，死也沒什麼可怕的，死就死，活就活。」真有這麼豁達的人！我看了看在旁的那對母子，還是呆若木雞，是豁達家族？還是無奈無言的接受了。之後，鋼鐵人都是單槍匹馬來看診。

舌癌的發生率：

口腔癌以頰黏膜癌、舌癌佔多數，其中舌癌佔60%。口腔癌95%，為鱗狀細胞癌，好發於男性，5年內成長30%，是增加率最高的癌，病患平均少活16.3年，被稱為最短命的癌症。口腔癌中，88%長期吃檳榔。吃檳榔罹患口腔癌的危險率達28倍。抽菸、喝酒的危險率達22倍，抽菸、喝酒、吃檳榔全包的，危險率達123倍。2018年，口腔癌佔癌症死亡率第5名。台灣男性口腔癌發生率，每10萬人中有32.3人，高居世界第一。

針灸處理：

先針百會穴補陽氣，再瀉頸部邪氣，點刺大椎穴，上下左右各3下，舌為心苗，心開竅於舌，瀉心火，針勞宮、大陵穴，針後，舌癌患處抽痛一下，加原絡穴，針神門、外關穴；舌是大塊肌肉，脾主肌肉，舌為脾之外侯，針三陰交穴；舌兩側屬肝膽，針太衝、陽陵泉穴；加强舌頭轉動靈活度，針外金津玉液、廉泉、啞門、中渚穴；疏通咽喉道，針神庭穴，由上往下印堂穴方向針。

清熱止痛，針太谿穴；以水制火，針湧泉穴；活血化瘀，針血海、三陰交穴；病後食欲差，針足三里穴；睡不好，針印堂穴，承接神庭穴，通督脈；臉部下巴肌群，陽明經分布，疏通氣血，針合谷、大迎、頰車穴；預防感冒，調免疫力，針百會、風池、曲池、合谷穴。

鋼鐵人雖然第一次針灸，當要針很痛的勞宮、湧泉穴時，問他要不要針？曾經挨打挨過刀的人，不假思索的回答：「儘管來吧！」

特別囑咐鋼鐵人做健舌運動：伸舌每次9下。舌正轉9下，反轉9下，舌轉向左右邊，各9下。舌舔內牙床一圈，舌舔外牙床一圈。平時儘量舌輕頂上顎。

針灸完，我問鋼鐵人：「還在抽菸、喝酒、吃檳榔嗎？」他笑著說已減少很多了。我叮嚀他，喝悶酒最傷身，心情不好，去跑步，曬太陽，千萬別喝悶酒，會火山爆發的。也千萬勿碰冰品，不要吃太燙或太冰涼食物，更不要一下吃燙物，一下吃冰品。其實抽菸、喝酒、吃檳榔，只要有節制，並不可怕，酒和檳榔還能做藥材。最可怕的是一邊抽菸、喝酒、吃檳榔，一邊吃冰品喝涼飲，心情鬱卒，加上熬夜才是真正的凶手。

鋼鐵人很認真，每天來針灸，每次看診都很有禮貌，問候，行禮，拜謝。針灸10次後，舌花縮小一半，吃東西順利多了，就快樂瀟灑的帶著妻兒到國外旅遊半個月。旅行回來後舌花變紅腫，並變大，鋼鐵人又每天來針。一月後，舌花變平，但很粗糙，吃喝食物完全正常，有時他以為自己已經好了，所以偷偷吃檳榔。來診時，嘴一張開，馬上露餡，露出馬腳。

我皺眉的問：「你真的不怕死啊？你已在為你的嘴買單，一張付不完的帳單。」鋼鐵人聳聳肩，回答：「有什麼好怕的？」我擔心的說：「你知不知道，那個癌末劇痛，痛不欲生啊！你最好管管你的三寸舌，否則三秒鐘的快感，會讓你痛不欲生。」果然，舌花再度綻放，又花了一個半月才擺平，鋼鐵人又帶妻兒到國外旅遊，煞是幸福美滿！

回國後，舌花生了小子，在原患處往下一點，鼓起一塊紅腫的肉塊。半個月後，突起的腫塊消平。有一次針灸時，鋼鐵人問我：「我可以喝酒了嗎？」我很驚訝的回答：「你想火燒厝啊！」一下子嚴禁檳榔和酒後，癮蟲萬頭鑽動，難耐啊！針灸多次後，才取得鋼鐵人的信任，每次門診，聽他娓娓道來，他坎坷的心路歷程。許多事，連他老婆也不知道，因為鋼鐵人不想給老婆任何陰影和壓力。我獨自守著他封塵已久，最深層的秘密。

有一天，老婆打電話來，說先生的舌頭破了，流出膿水，人很不舒服，當天門診取消。次日，鋼鐵人來診時，他滿臉驚恐慘白，到底發生了什麼事？我一看他舌側的舌花已全謝了，表層完好如初，但舌側緣中間下端有裂口，膿水由此口流出，前晚流過以後，再流出一些淡黃色液體，之後再也沒流膿。我告訴他：「不好的東西排出去了，不是很好嗎？」

可是鋼鐵人卻好似做了一場惡夢，驚魂未定。他以前常看到死人，甚至和死人同睡，都不曾害怕。但那傷口流出膿的味道，似死屍臭味，聞到就算了，還不小心吞下肚，那恐怖黑暗的往事，一時湧上心頭，心都緊緊糾結，一想到就噁心到要吐。一個膿味就把鋼鐵輾碎，鋼鐵人幾乎要崩潰，那勇敢的眼神，頓時黯淡下來。那不堪回首的往事，撕扯著撕心裂肺的靈魂。

為了讓鋼鐵人的病情能快點控制，轉介給一位易理針灸大師。臨行前，我對他說：「有一件事很重要：你要把你的人生整理一下，過去的就讓他過去。原諒所有對你不善的人，爸、媽、阿嬤、老闆、欺負你的人、傷害你的人。仇恨心、不平衡的心，一直在啃噬你的靈魂，也在打擊你的健康。千萬要放下！放過他們，也就是放過你自己。只要活著，就是最大的幸福！只要活著，就是最大的勝利！」

鋼鐵人皺一皺眉頭，那些深仇大恨，刻骨銘心的痛，怎麼能忘得了？

鋼鐵人去看了名醫，大師說他舌癌狀況不算嚴重，治療空間很大，他只需要受點苦，因為針感很強、很痛。鋼鐵人就近租房子，每天去大師那兒針灸。2周後，鋼鐵人回來門診，我查看他的舌有1/3面腫起來，無法正常進食，只能喝流質，會不會是針灸的瞑眩反應——也就是正邪相爭的暫時表象？

我請他要加油，話才剛落下，鋼鐵人嘴唇在顫抖，眼眶紅了，哽咽的說：「醫生，我不想活了！」說罷，再也止不住滄桑的淚，狂流痛哭！我抱著他，輕撫他的背說：「惜惜哦！哭吧！你早該痛哭一場，你的人生太苦了，太悶了！」

等了一會兒，我一邊幫他擦眼淚，一邊說：「少年兄，要堅強！孩子還小，許多舌癌的人都走過來了，你也一定能走過來。」在針灸房針灸時，鋼鐵人還在不停的抽泣，我緊握他的手，在他耳邊輕輕說，要加油。看完診，他再回到大師那兒針灸。

一周後，老婆打電話來說鋼鐵人解脫了，一時之間，十分錯愕！我的心情直線下沉，無限哀淒！不幸的人用一生來療癒童年。不知道是命運捉弄人？還是人捉弄命運？才34歲的鋼鐵人，從此跳出紅塵惡風波，穿越星河，掙脫一切苦厄，了斷悲慘的人生！

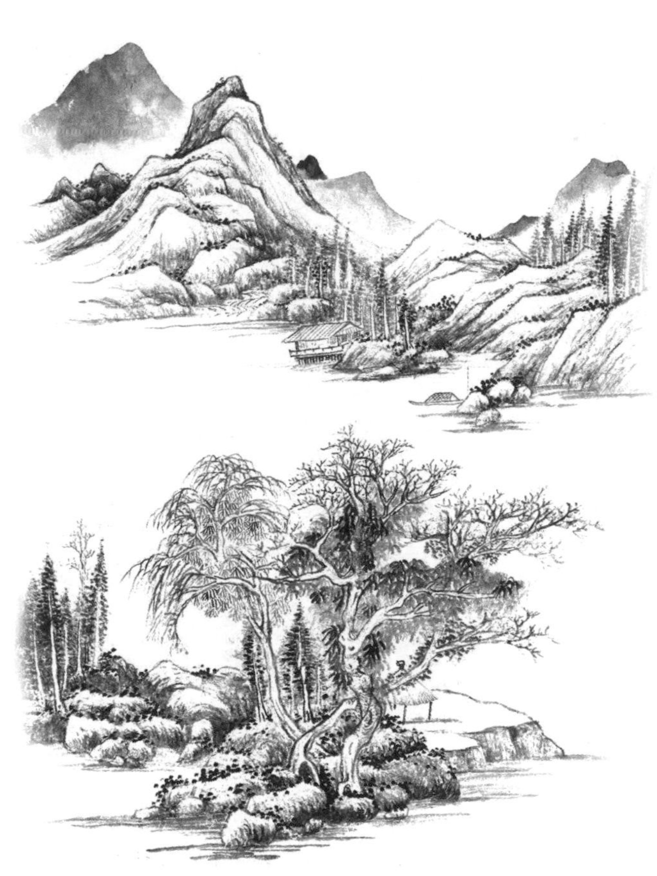

人間有味是清歡

辛苦賺錢，為了啥？吃喝玩樂嗎？民以食為天，有人錦衣玉食，有人節衣縮食，還有寅吃卯糧，食不果腹，食不下嚥的。切莫幫狗吃食，坐吃山空，吃裡扒外，爭風吃醋，癩蛤蟆還想吃天鵝肉，不然就會吃不了兜著走。自食其言，就會自食其果。最冤的是吃力不討好，啞巴吃黃連，撩蜂吃螫，張公吃酒李公醉，未吃羊肉惹來一身羶。

一位32歲年輕女性，擔任資訊工程師，是單身貴族，工作努力，想賺錢過好日子，享受人生，每年都出國旅遊。工程師聽說韓國料理別有風味，飲食文化少油膩，多麻辣。五味的鹹甜酸苦辣，伴著五色紅綠白黑黃，把食材做成繽紛的佳餚，秀色可餐，令人垂涎三尺，聞香下馬。

有名的韓國泡菜，常用白菜、蘿蔔、黃瓜等發酵製成，佐上麻油、醬油、鹽、蒜、薑、蝦醬，特別酸辣，聽到就令人流口水。韓國冬天因天寒，農作物蔬菜較少，多先醃菜以過冬。百聞不如一嚐，工程師決定去韓國旅遊。到了韓國，街上石鍋拌飯、紫菜包飯、泡菜炒飯，還有韓式炒年糕，雖偶爾在台灣餐廳也可品嚐到，親自到韓國，嚐一嚐道地滋味口感，總是不一樣。

韓國三面臨海，海鮮鮮品親赴當地更見鮮味。韓式活章魚、韓式海鮮燴、朝鮮海苔，還有頗具特色的韓式炸醬豬排飯，都是美味可口，令人食指大動。回國前一天，還品味著杜甫的「白日放歌須縱酒，青春作伴好還鄉」的意趣。工程師還參觀了一些古蹟，韓國之旅，很充實，不虛此行，快快樂樂的回到台灣。

工程師回到工作崗位，繼續打拚，為明年的旅行，賺儲一把錢。就在回國第二天，工程師口中都是鹹味，怎麼漱口，也漱不去那個鹹味。怎麼吃酸喝辣，也揮不去那個鹹味，非常苦惱又緊張。從沒有過的經驗，有點害怕，開始去找醫生治療。可是換了幾個醫生，吃了一個月的藥，那個鹹味，一點都沒減輕，就更著急了，如何是好？

從北部來的工程師，只為了治療口鹹，專程跑一趟台中，令人覺得不可思議，有那麼嚴重嗎？有那麼困擾嗎？我問工程師：「妳有針灸過嗎？」工程師說沒有，即使這樣，她說她會咬緊牙關，硬著頭皮接受針灸，那種鹹味，快被鹹死了，吃什麼東西都不對味，不會是什麼大病前的徵兆吧？越想越恐怖。

工程師眼巴巴的問：「我這病會好嗎？」我安慰她說：「那不是什麼病，只是妳平常沒吃過韓國料理，一下子吃太多了，腸胃暈車了，一時還沒辦法正常運作。再好吃的食物，都不能在短時間內，大量進食，超過身體承載度，腸胃就會當機。」

針灸處理：

鹹屬腎，口中鹹味，可能是腎水寒，往上氾，補腎氣，針關元、太谿穴；口味，由脾所管，脾主五味，《內經》說：「脾為倉廩之官，五味出焉。」酸入肝，酸多，引起肝氣偏勝，致木克土，傷脾胃，而工程師張嘴時，滿口口水，舌苔濕滑，舌邊有齒印，多是脾虛濕困之象，也把腎水鹹味困住了，健脾，針三陰交、足三里穴。促進口中升降浮沉的循環，針中渚穴，針此穴時，請工程師稍將舌輕抵上顎，約9秒，之後吞口水；引腎水下行，針陰陵泉、太谿穴；工程師情緒不安，針百會、神庭穴由上往下透針，神庭穴為頭皮針的額中線，兼清咽喉部。

針完當下，鹹味即刻消失，工程師不敢相信眼前事實，高興得眼眶都濕了，所有的焦慮一掃而空。果然不虛此行，快快樂樂的回北部。

人常在重大事故中堅强，在雞毛蒜皮中脆弱，在芝麻小事中幸福。

牙如劍樹任物磨

牙齒浪會表達情感：打牙犯嘴——開玩笑。張牙舞爪——太凶惡。齒白唇紅——美貌樣。齒牙春色——笑開朗。挑牙料唇——爭口角。鐵面槍牙——堅不拔。馬齒徒增——老無成。蓬頭厲齒——漸衰老。裂眥嚼齒——恨入骨。撥嘴撩牙——弄是非。磨牙鑿齒——凶狠相。中國文字把人的感情，藉由牙齒表達得簡直活靈活現。牙齒會影響飲食、面貌、心理和健康。

一位37歲家庭主婦，整天忙裡忙外，送了小孩上學，又送夫君上班。終於小孩上國中了，浪多事可以自理了，才有時間去看牙醫，處理困擾她已久的牙齒問題，她的3顆乳牙至今未換恆牙，有點搖晃。多年來為維護她的乳牙，煞費苦心，但乳牙還是慢慢的動搖。

牙醫看了看，搖搖頭，無解，只能拔掉，做假牙。乳牙岌岌可危，她浪想保留住它們，想到自己快40歲了，應該找專家幫她照顧乳牙。婦人從北部來診，皓齒峨眉，似玉如花。36年的乳牙，前所未聞，會不會破世界紀錄？

乳牙的成長：

人在出生時，頜骨有2副發育成熟的牙胚：一是乳牙胚，一是恆牙胚。嬰兒期頜骨小，口腔小，喝母乳不需咀嚼，牙齒還派不上用場。一般嬰兒發育是「七坐八爬九長牙」。大概嬰兒6～8個月大就開始長牙，2歲半到3歲，可長齊20顆乳牙。有人1歲半才長乳牙，也有人10歲了還滿口乳牙。乳牙脫落，與生活環境、營養狀況和遺傳基因有關。女孩比男孩換牙提早半年至1年，混血兒換牙時間與一般人不一樣。

乳牙的好壞，影響齒槽骨的健康，進而影響恆牙的生長。如果乳牙蛀得太厲害，致下方的齒槽骨遭感染，迫使未出頭的恆牙，提早萌出，容易產生恆牙鈣化不完全，進而影響牙的外觀及健康。乳牙的成長，平均上下2排，每排5顆，長出順序為：正門牙、側門牙、犬齒、第一小臼齒、第二小臼齒。一般左右兩邊對稱的長，也有人跳著長的。

恆牙的成長：

兒童少年期6～13歲換恆牙，換牙不是一次性換完。牙胚在少年期不斷發育，6歲後有2副牙——乳牙和恆牙，不斷更換。乳牙掉後，長在後面的恆牙，自動移到前面位置。下顎門牙，不完全從乳牙正下方長出，常出現長乳牙一排，恆牙一排，稱雙排牙。

飲食太精緻，易長雙排牙。剛長出的牙，還未定位，如果牙長的太靠近舌頭，舌頭毫不客氣的把新牙往外推。如果牙長得太靠近嘴唇，嘴唇也會不甘示弱的把新牙往後擠，各就各位，不許越雷池一步。

恆牙的特點：

恆牙在頜骨的強壯度，牙的厚度，承受咀嚼的壓力度，都比乳牙強。恆牙還支撐臉部的外形。恆牙的成長平均上下2排，每排8顆，共32顆。長出順序：正門牙、側門牙、犬齒、第一小臼齒、第二小臼齒、第一大臼齒、第二大臼齒、第三大臼齒。

第三大臼齒即智齒，約17～21歲青少年到成人期才長出。恆牙第一大臼齒，通常6歲時長出，被稱為6歲齒，常被誤為乳牙。乳牙換恆牙，如果空間不夠，易使牙齒長出不整齊。

為什麼乳牙會佔位不脫落？可能原因：

❖ 遺傳因素，致乳牙數顆佔位不脫落。

❖ 先天無後繼的恆牙，後繼無物。

❖ 牙胚沒得到適當刺激，致使乳牙運動量不夠，驅動力不足，乳牙難以脫落。

❖ 恆牙牙根的位置，不在乳牙牙根之後。

❖ 恆牙萌出無力，乳牙根不吸收。

❖ 兒童期偏食，不吃硬一點、粗糧、堅果類食物，使牙頜骨、牙列、牙肌肉沒得到適當鍛鍊。

❖ 牙齒發生齲齒、發炎，根尖周黏連，造成乳牙下沉，黏連，乳牙該掉而掉不成。

❖ 齲齒迫使乳牙提早脫落，咀嚼使牙肉黏連，造成角化，致使恆牙無法萌出。

❖ 乳牙根尖病變，破壞牙槽骨，致使恆牙早萌，乳牙仍佔位不脫落。

乳牙佔位不脫落，會有哪些後遺症？

❖ 乳牙強佔恆牙萌出位置，迫使恆牙異位萌出，影響牙齒咬合發育。

❖ 恆牙萌出錯位，使乳牙牙根未吸收或吸收不完全。

❖ 慢性根尖周炎，易造成乳殘根，易刺傷牙周圍黏膜軟組織。

❖ 因先天無後繼恆牙，所致乳牙佔位，其牙根吸收慢，易乳牙下沉，低於咬合平面，而影響咬合關係。

針灸處理：

眼前婦人，臉色蒼白，牙床色淡，牙色暗，呈現明顯脾腎陽虛。牙床屬肉，屬脾，健脾，針三陰交、公孫、足三里穴；養血，供牙床充實肌肉，針血海、三陰交穴；牙齒屬骨屬腎，強腎，針關元、氣海穴；婦人的臉及牙床皆色淡，牙床稍萎縮，皆氣虛下陷之象，補陽氣，針百會、中脘、關元穴。

牙床間的緊實度，伸展度，屬筋屬肝，針陽陵泉、太衝穴；穩固牙床，針頰車透大迎穴、二間、三間穴；面口問題大總結，針合谷穴；救乳牙，在乳牙相應的臉頰上，各刺1針。

特別囑咐：

請婦人，用中藥牙粉，按摩牙床3分鐘，再刷牙，並扣齒36下。清潔牙齒完成，再噴天羅水於牙床上。勿進食太熱太冷、太硬太大、太刺激、太重口味的食物，多吃排骨，小魚乾，及營養的食物。自行多按合谷、二間、三間穴。

婦人有空就來針灸，一個月針2～3次，很忙的時候，甚至2～3個月才針1次，就這樣前前後後，斷斷續續，針了一年。婦人吃東西牙齒較不痛了，乳牙似乎較少搖晃，乳牙變成金口玉牙，小心肝，細細呵護著，之後繼續來保養。

3年過去了，乳牙一切平安。經過調養，無心插柳，就在過新年時，老天送了個大紅包：婦人竟然懷孕了，全家上下欣喜若狂。

牙弦千古傳唱

先聖先賢，千年古訓：做人不要虎口拔牙——以牙還牙。不要鬥牙伴齒——亂挑逗。切勿嗑牙料嘴——多嘴。切勿挑牙料唇——爭吵鬧。別讓齒牙為禍——禍從口出。記住：象齒焚身——有錢招禍。要知道唇亡齒寒——利害關係。這世界上，沒有人不被牙齒所苦過，千古以來，牙弦傳唱著人類的悲歌。

中國治療牙齒的記載，早在3500年前，甲骨文中就有疾齒、齲齒的敘述。《黃帝內經》即有對齒痛，齲齒併發症，牙病針刺等做詳述。唐朝設有口齒專科，具有能拔牙、補牙、鑲牙的醫術，比歐洲的牙科提早了1000多年。

《史記》記載，西漢大醫家淳于意，用灸法，用苦參根漱口的方法，把齊中大夫的齲齒病治癒。中國四大美女之一的楊貴妃，牙疼出了名，不知是否因她愛吃荔枝之故，張大千大師還畫了一幅楊貴妃病齒畫。

有名愛國詩人陸游，詩有9300多首流傳後世，其中150首提到牙齒，牙齒病、牙周病苦纏他後半生。唐宋八大家的韓愈，36歲時，就已「視茫茫，髮蒼蒼，而齒牙動搖。」1789年，美國首任總統，華盛頓就職時，整個口腔，只剩一顆牙齒，差一點就成「無齒之徒」，教人沒齒難忘。

傳說菩提達摩法師，到金陵神光法師講經堂去踢館。不料他遭神光法師以鐵念珠，朝他面上猛打，正中達摩的門牙2顆，當場掉落，好厲害的內功！達摩不忍讓門牙落地，因為牙齒一旦落地，就會招來天譴，造成地方荒旱。達摩和著流出的鮮血，將2顆門牙，吞到肚子裡，這就是「打落牙齒和血吞」的典故。

這個故事影響了清朝名臣曾國藩，號稱常敗將軍，在剿滅太平天國前，常吃敗戰，但他愈挫愈勇，他的名言：「屢敗屢戰，打落牙齒和血吞。」氣壯山河。

一位42歲的女士，在服務業當店員，一直苦於口中有異味，兒子嫌她口臭，造成接觸顧客的困擾和隱憂，刷牙還會流血，於是去看耳鼻喉科，醫生檢查後說，耳鼻喉沒問題，建議她去看牙科。經過牙醫師檢查，說她牙周病很嚴重，要做牙周手術，要將整個牙床翻開，澈底清創後再縫合。店員一聽就嚇到，感覺好像好可怕！有沒有其他途逕可以治療？於是店員坐北迴線火車，千里來求助。

牙周是指什麼組織？

牙周指的是支持牙齒的相關組織，含牙齦、齒槽骨、骨頭的骨質、牙周的靭帶。牙齒的堅不堅固，就靠牙周組織，尤其是牙齦。牙齦如地基，健康漂亮的牙齦，應該是什麼狀態？是柔軟好似皮膚，覆蓋支撐著牙齒的骨頭。牙齦在牙齒周圍形成緊密的接合，防止細菌的生長。牙齦一般呈淺粉紅色，或淺珊瑚紅色，不同人種有不同的牙齦色。

為什麼會有牙周病？

主要凶手有二：一是牙菌斑，一是牙結石。這二位凶手狼狽為奸，大鬧牙宮。牙周病指牙齒周圍組織遭到細菌感染，細菌叢附在牙齒表面，形成牙菌斑。當牙菌斑過多，堆積在牙縫間、牙肉邊緣，鈣化成結石，使牙齒變成黃黑板牙，並造成牙齒周圍組織，連帶牙槽骨、牙齦、牙靭帶的破壞。

在台灣4個人中，就有3人得牙周病，老年人更嚴重。牙周病不會遺傳，但孕婦得牙周病易早產，假牙仍會得牙周病。

牙菌斑是怎麼回事？

儘管人類統治了世界，細菌卻統治了人類。一般成年人的細胞有10兆個，微生物細菌約有100兆個，比細胞還多十倍，真嚇人的數字，真嚇人的外來微生物！人還是人嗎？人的口腔中，有300多種細菌與人類共生，其中10多種與牙周病有關，而破壞力最強的是厭氧菌。

飯後2小時細菌快速滋生，沿著牙齦與牙齒交界的牙齦線堆積，形成細菌層，形成透明而黏稠的牙菌斑。細菌毒素刺激牙齦，使牙齒和牙齦的貼合度減弱，造成小空隙，甚至囊袋。牙菌斑會分泌強酸，腐蝕牙齒的琺瑯質，蛀牙，造成牙冠破裂，牙根尖化膿，最終導致牙神經壞死。

久未清除牙齒細菌，會產生發炎反應，牙齒出現紅腫、出血，牙齒動搖。免疫力低時，細菌大肆破壞牙組織，造成膿腫，進而破壞齒槽骨，又造成牙肉萎縮。

細菌使食物殘渣腐爛、發酵，產生口臭，影響社交。囊袋使牙齒縫變大，牙齦、牙基外露，影響外觀。牙菌斑有如牙齒的癌症，不但侵犯牙組織，還會引起其他器官發炎、惡化。易沾附牙菌斑的族群為：年長者、唾液腺退化者、服降血壓藥、服抗憂鬱藥者、戴假牙者。

牙結石是怎麼回事？

牙齦發炎日久不癒，細菌連同唾液物質形成牙結石，結石又疊一層牙菌斑，斑上再疊一層結石，不斷交互堆積成珊瑚般形狀。牙結石內含75%的磷酸鈣，15%～25%的水，有機物、磷酸鹽、礦酸……等。

牙周囊袋是什麼？

牙齦遭到細菌的破壞，與牙齒分離，形成一個囊袋，易藏污納垢。囊袋是牙周的山海關，一旦失守，細菌得以破關，入齒槽骨。還藉由血液循環流到全身，引發心血管疾病、腦膜炎，影響糖尿病。當牙齦牙齒被細菌破壞嚴重時，如地基被掏空，牙齒不穩固，易動搖，甚至脫落墜毀。

牙周病會有哪些徵兆：

❖刷牙時牙齦出血，平時碰觸牙齒會流血，表示牙齦發炎。

❖口腔有異味、口臭。

❖牙齦顏色，從粉紅色，變成暗紅色。

❖牙齦腫脹、紅腫，甚至長膿包。健康牙齒，火氣大也不會腫。

❖牙齒鬆動或咀嚼無力。當發炎物質清除後，牙就不會動搖。

❖牙齒對冷熱食物會敏感，有悶痛感。牙周病不會像蛀牙一樣會酸會痛。

❖牙齒走位，位置移動，或無法正常咬合。

❖牙菌斑、牙結石的堆積，和免疫力失衡有關。

牙周病分幾類型：有二類，一是牙齦炎，一是牙周炎。

❖牙齦炎：牙菌斑累積過多，堆積在牙縫間，致使牙齦發紅、腫脹，刷牙時會流血。

❖牙周炎：牙齦出血、紅腫、疼痛。牙齦漸從牙齒上剝離，細菌大舉侵犯牙齦下方的齒槽骨、牙周韌帶，致使牙周囊袋加深，牙齦萎縮，甚至牙根露出，牙齒動搖。

怎樣檢驗牙周病？

正常牙齒，平均長度，約1.9～2.3公分。看得見的牙齒、牙齦構成牙齒的上半部。牙齒和牙齦相接處，有一個溝縫，繞牙齒一圈，叫牙齦溝。這個溝，是個地界，可區別好壞牙。當牙周探測器，插入牙齦溝，只深及1～3毫米，為健康牙。大於3毫米，就會形成牙周囊袋。深度大於4毫米，已是牙周異常。大於5毫米，需要做牙周手術治療。

針灸處理：

先殺菌、解毒，針復溜、血海穴；細菌之所以能生長，因有濕之故，除濕邪，針足三里、三陰交、風池穴；濕邪走竄經絡神經系統，疏通道路，用頭皮針法，針兩側頂聶後斜線下2/5，約率谷穴透向曲鬢穴；穩固牙床，以免被細菌崩解，針二間、三間、頰車透大迎穴。

堅固牙靭帶，針陽陵泉、足三里穴；牙齦溝被細菌久築成巢，已正氣虛，補陽氣，針百會、中脘、氣海穴；修護牙周受傷組織，針合谷、足三里、三陰交穴；促牙骨強壯、補腎，針關元、太谿穴；牙肉萎縮鬆弛、補血充肌，針血海、三陰交。口臭，針中渚、大陵穴。

特別囑咐：

勿食冰品冷飲、太粗糙、太熱食物。尤勿食生魚片、生菜。早晚勿食水果。少食甜點。多攝食各種營養食物，或早上10粒紅棗，一顆帶殼蛋，煮20分鐘，吃蛋喝湯，營養最完整。吃飯時多咀嚼，刺激唾液腺分泌，釋出消化酶，以減少食物發酵，還可藉以殺菌。請店員有空多按揉二間、三間、合谷、頰車穴，每穴按9下或36下。

刷牙不是去掉食物殘渣，還要把細菌刷掉。用中藥牙粉，偶爾用鹽，按摩牙床3分鐘後，再刷牙。刷毛要清潔到牙齦，牙縫用牙線清潔。用鹽水、過夜茶葉水、小蘇打水，偶爾加點醋，一次一種，輪流漱口。漱口時要將水在口中，上下滾動，沿左右牙床來回2～3次，再將喉嚨打直漱口幾次，最後用清水漱口腔一圈。

清潔完，扣齒36下。再用天羅水噴牙齒。口臭，用未泡過的生茶葉3～5片，含口中3～5分鐘，吐掉。每半年要給牙醫洗牙一次。

這位店員很勤快，前3個月，每周針灸1次，兼服科學中藥。之後2周針灸1次。半年後，口臭只偶爾發生。牙床的肉，由蒼白轉紅潤，真正長出牙肉，是一年後的事。刷牙只偶爾流血絲，自己感覺牙縫變小，較緊實。吃東西，較能接受酸冷食物。臉頰較不塌陷，皺紋減少了。只要熬夜、太累、情緒波動太大，牙齒就跟著遭殃。

牙周病是慢性病，恆齒只長一次，用一生，真牙永遠比假牙好用，好好珍惜，才能享受人間美味，聆聽牙弦咀嚼食物的美聲，傳唱著人間的喜怒哀樂。

一葉扁舟盪汪洋

「食色性也」，是一位年輕哲學家告子，對孟子「人性本善」的挑戰辯詞。二千年後，成為美食者的招牌。從山珍海味，羊羔美酒，秀色可餐，令人饞涎欲滴，垂涎三尺，食指大動，到大快朵頤，津津有味，食髓知味，最後杯盤狼藉，吮指回味，豈不快哉！是福是禍？看本事。

一位正值52歲壯年男士，身高178公分，體重71公斤，一表人材，渾身是勁，開了一家商行，事業正衝刺，蒸蒸日上，視死如歸，交際應酬，夜夜笙歌，杯觥交錯，變成家常便飯。近期吞嚥食物好像不順利，常卡卡的，容易嗆到，以為是菸抽多了，不以為意。做生意仍乘長風衝破浪，一往直前。直到有一天，吞食物時胸口有點痛，並放射到胃口，這是怎麼回事？一直都身壯如牛，以前喝酒也不會這樣。這回年輕老闆嚇到了，到醫院去檢查。

醫生宣布閻王爺召集令：食道癌晚期，腫瘤太大無法手術。存活率中期6個月，晚期看天意。如果接受化療，存活期可達16個月，但藥毒性很强，會有嚴重副作用：白血球、血小板下降、食道黏膜發炎、吞嚥疼痛加劇，就看個體造化是否熬得過藥的毒副作用。老闆進退兩難，這該何去何從？

食道癌的發生率：

食道癌好發於亞洲，佔全球的78%，佔台灣十大癌症死亡原因第八位，佔男性十大癌症死亡原因第六位，近年台灣發生率增加3倍。存活率低，一般5年存活率20%，移轉後存活率不到5%，台灣5年存活率12%～15%。

食道癌好發50～70歲，近年年輕化，30～40歲人口，加入行列，男女得病比例11:1。食道癌中，食道上2/3段，以鱗片上皮癌為主，佔台灣90%。食道下1/3段，以腺癌居多。食道癌易移轉到腦、肺、肝、鎖骨上淋巴結、腹腔淋巴結。

年輕老闆自覺年輕身壯，想搏一搏，和病魔絕地大反攻，但閻王爺總是不按牌理出牌。打了一劑化療藥後，老闆苦不堪言，痛不欲生，拒絕再接受化療。原來只吞食物卡卡，化療後不但無法吞嚥，連水也吞不進去，腳也使不上力，真是雪上加霜！

經朋友介紹，來診時，由年輕美麗的老婆，扶著進診間，因為聲音沙啞，說話吃力，全由老婆代訴病情，滿臉黑沉乾枯的老闆，有如一葉扁舟，在汪洋的驚濤駭浪中擺盪，上帝在哪裡？佛祖在哪裡？有說不出的苦楚，平日不燒香，不祈禱，危難時神會來保佑嗎？

針灸處理：

連水都喝不進的人，要如何吃藥？只好先針灸。先補下陷的陽氣，針百會穴。等老闆陽氣回復再看看，約5分鐘，老闆臉色鬆動，暗暈微開，目光有點回神。用手檢查，摸按從咽到胃的任脈上，查看哪個部位最痛？

老闆有好幾處都在痛，最痛處相對皮膚色較暗瘀，痛到碰不得，這就是病灶。用一寸針由上往下，15角度進針，為預防走針，並用紙膠布黏貼，留針帶回。加中脘穴開胃口，最後針關元穴，補元陰元陽之氣。重病人，針數少，刺激量輕。

第2天回診，老婆睜大眼睛說，針灸回去後就可以吞水了，早上喝流質，也進得去了。我聽了好驚訝！這怎麼可能？惡性腫瘤不可能針1次就縮小，可見腫瘤內，不全然是實體，有痰液或氣腫，尤其是發炎物質引起的腫脹，針灸後，患處稍微消腫，有了出口，才有可能讓食道，騰出空間給食物通過。

胸前那根針有如尚方寶劍，從此針劍不離身，每次門診換針，下針處稍挪一點位置，只要那根針在就可以吞嚥。有一次針身不小心弄歪了會痛，拔掉後，喝水就有點困難，老闆急得滿頭大汗，趕快來補針。請他做食道操：頸部前正中線任脈，由上往下，捏拉9次。頭頸部前，轉左右兩側，由上往下，各捏拉9次。

因為癌細胞侵犯喉返神經，年輕老闆講話聲音沙啞，針頭皮針運動區下2/5、外金津玉液穴；開喉氣，針天突穴，該穴快速提插不留針；宣肺氣，針華蓋穴，並留針。針2次後漸可正常發音。

千交代萬交代：不可喝冰品冷飲，不能突然進食較燙食物、火鍋、辛辣刺激食物。更不能一下子吃冷品，一下子吃熱物。不可對著風、冷氣口、電扇說話，不可大聲說話。有一次老闆忍不住吃了一小塊炸豆腐，立刻失音，又急得馬上來針灸，急症加中渚、液門穴。

第3次門診，老闆精神較好，可以自訴病情。他不甘願就此了生，困獸猶鬥的壯志，貼在愁雲慘淡的眉頭，生命要衝過6個月，須閻王爺放行才行。人生最後一程要怎麼過？我盡力讓老闆不要在受盡折磨中含恨而去。第4次針灸以後，吞嚥食物較順利，我鼓勵老闆儘量咀嚼少量食物，咀嚼才會有多種消化酶分泌，可減少胃腸負擔，吸收也較好。等將食物咀嚼成乳糜狀，喝點湯水慢慢下吞。

民間常用鵝血治療食道癌，老闆娘真的找到新鮮鵝血，煮熟打汁加調味料食用。另外用帶殼菱角、薏仁各1兩，煮水當茶喝，以四角菱最佳，不必吃料，喝湯即可。用米1杯，水10杯，煮成3杯的米水，當茶喝。新鮮木瓜嫩葉2～3片，煮水當茶喝。美麗哀愁的老闆娘，可以做的都做了。

特別交代：禁食生魚片、粗食。不能提重物，尤其不能彎腰前傾45度的動作，不能爬陡坡、少爬樓梯，以減少對腫瘤的擠壓拉扯。

特別叮嚀：

不要去奔喪，不要去探望其他重症病人。要曬清晨和傍晚的太陽，多做腳踏大地，頭接天空的散步。早上天未亮，傍晚天黑後不能在外運動，會洩陽氣。晚上外出，9點以前要回家。往常都早出晚歸的老闆，立即問為什麼是9點？

9點華燈正亮，夜生活正熱鬧登場。我說：9點是亥時，亥就是「駭」，易受驚嚇，亥時人身與大自然都進入極陰，氣場低的人，和另外空間低頻的生物體容易對上，陽氣易洩，少惹為妙。

針灸處理：

暢通任脈食道，並防食道逆流，針上脘、中脘、下脘穴；加強食道內壁肌肉的伸縮彈性及傳導，以脾主肌肉，針三陰交穴，並在督脈的胸椎第三、五、六、七椎點刺，或選一處針平行針，並留針；食道肌肉無力或神經傳輸有問題，多因有氣虛，陽虛的問題，針氣海、關元穴；食道腫瘤阻塞，痰瘀互結，針血海、三陰交、豐隆穴；利咽，針中渚、神庭穴。

老闆因病情緒低盪，針神庭、印堂穴；胸前近病灶處，吞嚥困難時，上下連接2針，並留針。老闆因腫瘤阻塞食道，唾液分泌物從嘴逆流，胸中似有小泉水不斷湧出，視為痰飲，針合谷、中渚、足三里、豐隆穴；重症病人最怕感冒，預防感冒，調節免疫力，針風池、曲池、合谷穴。每周針灸2次。

有一天老闆感冒，喉嚨痛，臉色馬上變暗，有如暴風雨前的濃霧暗日，立即失音，好像馬上就會掛掉的困疲，印堂暗沉，眼神暗濁，步伐沉重，第一次見到感冒真會死人的恐怖！之後，日子好像平穩的一個月又一個月的過去，時間到就來針灸，還出門旅遊玩了幾天。

3個月後，有一天老闆左肩突然痛到不能睡。我擔心癌細胞會不會移轉到鎖骨上淋巴結或肺？加針天宗、肩井、肩外俞、委中穴，針了2次沒擺平，請老闆去檢查，結果報告正常，再針3次，並在肺俞穴埋針，已可安然入睡，但此時老闆已瘦了5公斤。

處方用藥：

可以吞嚥時開處方：小青龍湯加附子，用煎劑，該方出自《傷寒論》，主治外寒水飲內停症，該方附註：若噎，去麻黃，加附子。老闆時時吐沫，痰有泡泡，加重五味子，半夏劑量。還加了茯苓，健脾寧心，使水飲從小便去。

食道癌專藥是仙鶴草，至少用1兩，可以讓賁門鬆弛。此方見好即收，不能久服，尤其小心附子劑量，雖然附子可破癥堅積聚，治反胃噎膈。食道癌中醫稱之為噎症，噎膈是中醫少有的頑症、絕症。

有一天老闆娘來告狀，說老闆偷吃冰淇淋，我聽了嚇一跳，甚至打了個寒顫！重症病人如果突然索冰品，可能是陽氣虛衰，無法入裡和陰，格陽於上。之後，有一次咳嗽，咳出鮮紅血絲，會不會是腫瘤潰瘍出血了？真是驚心動魄啊！還好只有2次。又有一次老闆竟開始呃逆，重症病人呃逆，是胃氣將絕之兆。

明明人虛病重，脈卻浮洪數，底盤元陰元陽將息，像炭火燒到最紅將變成灰。閻王爺召魂令，一道比一道急。我推測大限不遠了，黑白無常已在黃泉路上，準備來接引。我請老闆娘要有心理準備，告訴她，先生可能過不了清明節。老闆娘聽了，一副不以為然的樣子，她覺得丈夫好像一切都還好。其實老闆的生命如履薄冰，冰下無底深淵在怒吼。

不到一個月，清明時節雨紛紛，誰家郎君欲斷魂？老闆腫瘤破裂，撒手人寰，告別心愛的家人和親友！

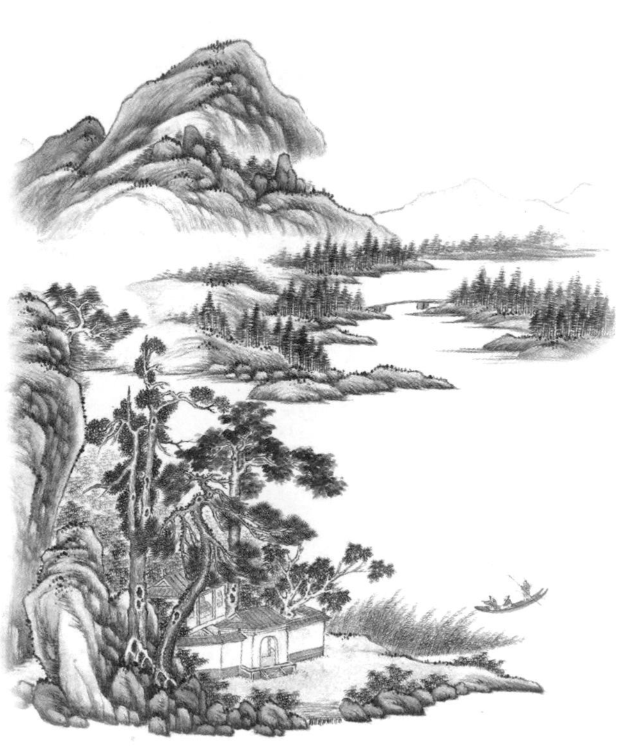

明日天涯

「靜靜聽著愛人，我為你唱一首歌，當你明晨醒過來，再也尋不到我的蹤影，你會知道，我已離你遠去……，我原想與你消磨一生，無奈生命如此短促……」

1993年邵氏公司出品「明日天涯」電影，主題曲，由依達填詞，顏嘉輝作曲，羅文原唱的這首淒美的訣別歌。

此曲在一位84歲老先生的心底迴盪，一聽到就老淚縱橫，思念已故愛妻，2年多來獨守空房，孤苦伶仃，藉歌消愁，愁更愁！寂寞悲苦難熬，如何是好？

老先生近半年，腸胃脹，胃堵，噁心，心下灼熱感，食少，甚至毫無胃口，越來越瘦。兒子已成家，在外地工作，事業繁忙。女兒已出嫁，雖住同一城市，也不好意思去打擾。喪偶的悲傷，沒有隨著時光飛逝而變淡。

「明日之歌」常迴盪耳邊：「我去了，我去了，明天的花兒一樣香；我去了，

我去了，明天的太陽一樣光……，分別了，分別了，明天的歌曲你獨唱。」這些都是老伴愛唱的拿手曲。以前的歌詞，變成當前日子，活生生的寫照，當初不識曲中義，再聽已是曲中人，情何以堪！

女兒自己困在乳癌的病魔中，自顧不暇，老爹外表看去好像還好，只是瘦了點。過年了，女兒邀請老爹到家裡吃團圓飯，但是即使煮了老爹愛吃的幾道菜，老爹都沒怎麼吃。大家在新年的一片歡樂中，一直拍照。忙得團團轉的女兒，到了晚上才得以歇下來，欣賞一下照片。這時才發現，所有老爹的相片，沒有一絲笑容，還眉頭緊鎖，頓時才警覺，老爹好像不對勁。自己來門診時，也把老爹帶來看診。

瘦乾巴的老爹，身形佝僂，步伐沉重，唇周圍色深暗，中間夾點鮮紅。四肢枯槁，合谷穴的肌肉下陷，印堂有雜直紋，鼻準頭銳小暗青色，嘴旁法令紋鎖口，手背、手掌心很熱，面目黧黑憔悴。切脈，右關獨大，重按如豆，左關弦滑。用手按腹部腸區軟而無力，胃區相對硬而崎嶇狀，肝區腹肌緊張。看去，心肝胃腸系統好像都有問題，恐怕不妙，請女兒帶老爸去醫院做檢查。

檢查結果：老爹是胃癌末期，腫瘤大大小小長滿了胃，屬瀰漫型胃癌。醫生說無法手術，也已無法治療，老爸不知情。

台灣特產（慘）之一，就是癌症發生率高，擠進全球十大國家，排名第十位，在亞洲僅次於南韓，排名第二位，台灣之災啊！台灣癌症盛行率每10萬人口有296.7人。2018年，胃癌，每10萬人口發生率9.46人，排名十大癌症第九名。40%胃癌確診時，多為晚期，5年生存率僅能5%。2017年針對191個國家網路調查最宜居住的國家，台灣榮獲世界第一名。抑鬱是癌症最喜歡的窩巢，伏邪成巢。生長在美麗的福爾摩沙島的人，最宜居住的地方，怎麼有那麼多人的心理、生理不美麗？

女兒和先生特來診所，面色凝重的詢問老爹的事，該如何處理？我聽了也很沉重的說：「化療的療效低，可能會增加一點生存時間，可是那痛不欲生的慘痛，對老人家來說，簡直是酷刑，慘不忍睹啊！」女婿馬上急著問：「老丈人還有多少時間？」

我推測：「不到3個月，超過的是他的造化福報了。」女兒悲痛的問：「我們該怎麼辦？」我回答：「此時老爹可能最需要親情，子女隨侍在側，比任何特效藥都好，他孤苦太久了！陪他走人生最後一段路，能善終，希望老爸不要太痛苦的走，到最後劇痛時，打嗎啡。」

針灸處理：

重大疾病的發生，多因五行中的水火土出了問題。胃癌是生化太過，初期用木克土，增強水生木以克土。疾病末期，以守不攻邪，土病先治水，使水不克火，火得以生土，以求得病不加速、加重。開天門以納宇宙精氣，針百會穴，並提補諸陽氣上升。

提振生命元陰元陽之氣，針氣海、關元穴；胃癌患處，只求得能進飲食，期望最末不要劇痛，針公孫、內關，或上脘、中脘、梁門穴，輪用；呃逆，針內關、中脘穴；活血化瘀，雖已緩不濟急，治多少算多少，針血海、三陰交穴。

增強消化力、體力，針合谷、足三里、梁丘、養老穴，輪用。老爹大部分是晚上6~7點來診，為酉時，重大疾病按時辰開穴，針陰谷穴，藉以補水，平低燒，無水之土，無法生長化收藏。以五運六氣針法，此時節氣走到立夏，少陰君火，針少府穴，輕瀉君火，緩胃焦土。如果老爹精氣神還承受得住，加解鬱疏肝，針太衝、印堂穴。

儘管女兒和夫婿，假裝若無其事的，時間到就帶老爹來針灸，一周2次，但臉上的眉頭掩不住愁緒陰霾，聰明的老爹自然猜到自己病況嚴重。針灸一個月後，老爹人比較舒服，雖然食量少，至少可以吃得下，會覺得餓。精神好一點，可以出外散步，還曾到郊外旅遊，甚至主動找朋友聊天。親朋好友多說他氣色好多了。

五運是指木火土金水五行之氣，在天地陰陽中的運行變化，配合十天干，可推算每年的歲運。六氣是指風寒暑濕燥火六氣氣化，氣候變化規律對人體發病的影響，人與天地相參，配合十二地支，推算每年的歲氣。2019年為己亥年，上半年氣化，司天屬厥陰風化，各類病情多困厄。

梅雨原本雨季一個月，卻下了二個半月，下到人都發霉了，生重病的人更是倒了霉！下半年，一般病情會回穩。宇宙之氣，交節必鬱，而後通。節氣的節，是一個關卡。久病人在交節時，難通過關卡，所以交節前三日多亡，宇宙大氣鬱，人也鬱。老爹是否熬得過此節氣？

女兒問：「老爹狀況好像好轉很多。」我凝重的說：「老爹尚未脫離險境，他的唇色中間，越來越紅，胃好像快燒焦了。他的舌中心，舌苔剝落又有裂紋，表示胃氣已敗。你們要不要趁他意識清醒時，問一下終生大事：到最後不插管，不氣切，不急救。全身而退，有尊嚴的走。」說完大家都沉默了，無限哀淒！父母是孩子前半生，唯一的歡喜觀眾；孩子是父母後半生，唯一的悲痛觀眾。

儘管老爹來診時，都是行動自如，還面帶笑容，聊上幾句，可是那個唇色比口紅還紅，印堂灰黑，眼尾帶青色。印堂候肺，為生門，色黑屬水，為腎的真水上氾，水漫金山，生死大劫，陽要走了。黑也是陰物之氣，陰間生命體靠近了，是黑白無常嗎？

老爹的時間可能不多了，我告訴女兒：「要不要幫老爹買件他喜歡的新衣服，或選他中意的衣服，回老家的時候穿。」民間傳說人往生那天所穿的衣服，在另外空間會一直穿著往生那天穿的衣服。有些老人家知道自己的末日，當天自行吃飽後，洗好澡，穿上漂亮的衣服（所謂的壽衣），說要上床休息，就回天鄉了，這是有福報的人的完美結局。我有一個朋友的阿婆，就是這樣回天鄉的。

屈指一算，也快3個月了，老爹突然全身無力，走不了幾步，所以無法來診。老爹躺在床上，食物吃得很少，吃下易吐，由還是醫學生的孫子，幫爺爺注射營養針。孫子在夢中，看到奶奶前來接引爺爺了。幾天後，老爹把兒子、女兒、女婿叫到床頭，交代後事。

明日天涯的旋律又響起：「當你閉上眼睛，笑聲永遠留在耳邊，……你我會在天涯相逢！」明日之歌也伴聲：「忘了吧！忘了吧！明天不再哀傷……」老爹除了全身無力，沒有任何身體的痛苦。

有一天，女兒忙著廚房，要給老爹用餐時，才發現，老爹已安詳的壽終正寢，已赴老媽千年之約，在黃泉路上，與老媽再度相逢相守。

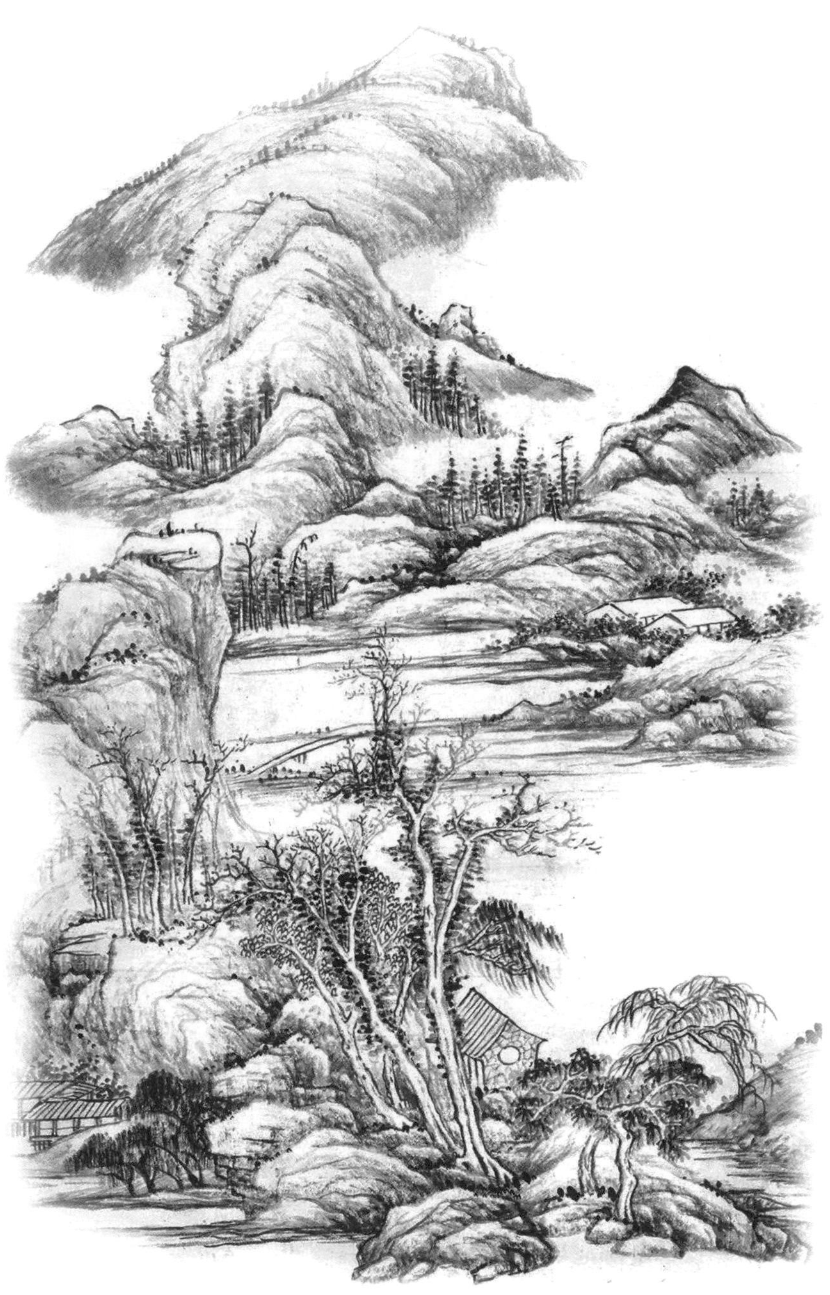

睡美人

當夜暮低垂時，有多少人在床上輾轉反側，無法成眠。當大地晨光序曲拉開，又有多少人還在周公夢中，醒不過來。還有特殊奇門功法修練，一睡幾天、幾月、幾年、甚至幾十年，不醒不出定的。這繽紛的世界無奇不有，一旦被瞌睡蟲纏身，成嗜睡症，要如何脫身？

一位42歲創發工作者，自行成立一個工作室，顧客穩定，案件接不完，算小有成就。成功的代價就是犧牲夫妻感情，以致勞燕分飛。這位創發工作者，擁有一頭烏溜溜的飄逸秀髮，身材姣好修長，配上明眸皓齒，雖已是2個孩子的媽，仍見女人魅力，隨時有護花使者，隨侍在側。

這些光鮮亮麗的日子，自從2次墮胎後，開始有了變化，體力不如以前，漸易疲勞。睡眠時間由原來的6小時，漸拉到10個小時，還不覺得飽。一天4杯咖啡，硬撐也快撐不住，已2年了。近期更嚴重，一睡就20個小時，變成睡美人，勉强半睡半醒的撐了2~4個小時工作，吃西藥也沒改善，這該怎麼辦？好朋友都在幫她找醫生。

睡美人從北部來看診，當她出現時，睡眼惺忪，勉強陳述病情，好像隨時會突然斷電，睡著不省人事。我見狀，先針百會穴提神，用手去揉按她的左中衝穴，讓她稍微清醒一下。睡美人說話一直中斷，要很用力集中精神，才又擠出一段話來。我乾脆直接針灸，針頭頂上四神聰穴。針完頭部，她走進針灸房，躺上床就睡著了，好像全身爬滿了瞌睡蟲，一點都由不得她。

怎會有嗜睡症？

人類研究了很久，懷疑的病因有一串：腦炎，頭部外傷，腦血管意外，腦瘤，腦幹睡眠覺醒中樞功能異常，睡眠呼吸中止症，睡眠腳動症，週期性肢動症，纖維性肌炎，多發性硬化症，甲狀腺功能低下，肢體肥大症，肝功能障礙，急性腎衰竭。服抑鬱症、焦慮症、躁鬱症之精神藥，酒精濫用等等。

結論是：真正原因，還不完全清楚。怎麼會這樣？找不出病因的病，會不會與更微觀粒子有關？會不會與另外空間有關？嗜睡症被列為罕見疾病，多發於15～30歲，是終身疾病。

《傷寒論》說：「少陰之為病，脈微細，但欲寐也。」少陰病者，心輸出量低，血管張力低，故脈微細。整天昏昏沉沉的睡，睡醒了仍疲倦乏力，瞳孔縮小，目光無神，神光不滿，為陽虛。手少陰心，足少陰腎皆弱，心腎無法交通，不能水火既濟。

針灸處理：

提諸陽氣上升，針百會穴；醒腦，針四神聰穴；强心，針內關、間使穴；强腎，針氣海、關元穴；嗜睡，針大鐘、百會穴。特別囑咐睡美人，嚴禁：酒精、咖啡、冰品。她聽了絲毫不假思索，立刻回應：「這太難了，我做不到。」

處方用藥：

用科學中藥，生脈散加黃耆、肉桂，治上焦陽虛；用參附湯加熟地，治下焦陽虛；用補中益湯加麻黃、熟地，從中焦治上提下。3天後改服水煎劑：制麻黃5錢，制附子3錢，炙甘草5錢，升麻5錢，紅參2錢，淫羊藿1兩，仙鶴草1兩，牛蒡子3錢，黃芩2錢，黃耆1兩，生地3錢，知母1錢。這是吳雄志教授家傳吳門驗方，八味回陽飲的加減。

蠟燭不會燃燒，是因為缺一根火柴，所以用麻黃含類外源性腎上腺素，有興奮作用，有火柴的作用，為奧運選手禁藥。甘草有擬腎上腺皮質激素樣作用，劑量不能太大，太大血壓會上升。附子含促內源性腎上腺皮質激素，刺激雄性激素分泌，並可增加麻黃、甘草的作用。知母用以調解腎上腺皮質激素晝夜節律。

督脈為陽脈之海，陽脈之總督，與腦和脊髓有密切關係，而腦為髓海。打通督脈，上段用麻黃，下段用附子，共同使用，以啓動交感神經傳遞物質。仙鶴草又名脫力草，牛蒡子又名大力子，用以抗疲勞。淫羊藿用以補腎填精，以防升提藥太過，而拔腎根。用黃芩引病邪，從少陽轉出。

與奮劑見好即收，不能久服。服藥的最佳時間是早上8點、晚上8點，因為這兩個時段，是腎上腺素分泌的最高峰，藥效有加乘效果。或者早晚服，空腹服更佳。

當睡美人第一次針灸完，眼睛張得開了，一看是一雙美麗迷人的媚眼，不知有幾個男人，能逃得過這魅力無限的桃花眼？回去後，她一天可醒著5~6小時。第2次針灸，睡美人較有精神，可以談話了。喝咖啡一天3杯，減了1杯，思緒較清楚，可以稍微工作，也比較敢接受針灸了。

針灸，加補脾胃，針合谷、中脘穴；久睡無運動，開四肢關節筋骨，針合谷、陽陵泉、太衝穴；促頸部循環，有利氧氣上循腦部，針風池穴。第3次針灸，睡美人可以醒著7~8小時，工作幾乎恢復正常。而且精神很好，思慮清晰。

只要睡美人一出現，好像大明星，光艷照人的打扮，很醒目。我見她病情改善很多，治療很快就要完成，來門診的時間可能不多了，時機成熟，想把握機會，就對睡美人說：「妳很自私。」她被突如其來的指責，感到錯愕！

我接著說：「妳為了身材，為了享樂，為了怕影響和男朋友的感情，妳2度把自己的親骨肉，活生生的遺棄，打胎！」睡美人聽了很不高興，這關妳醫生什麼事？也許她所有的痛苦，就等著下一句話，人的善良底限不能放鬆，我繼續嘮叨：「妳最好向2位嬰靈，個別取個名字，分別向他們說對不起，不然，以後還會有不順利的事，等著妳。」

第4次針灸，睡美人一切作息恢復正常，更見嫵媚動人，我非常驚訝療效如此好又快，針藥都可以停止了。特別囑咐睡美人要多運動、曬曬太陽，少食寒性食物和冰品。臨走前，她悄悄的跟我說，她已向2位無辜的嬰靈說對不起了。

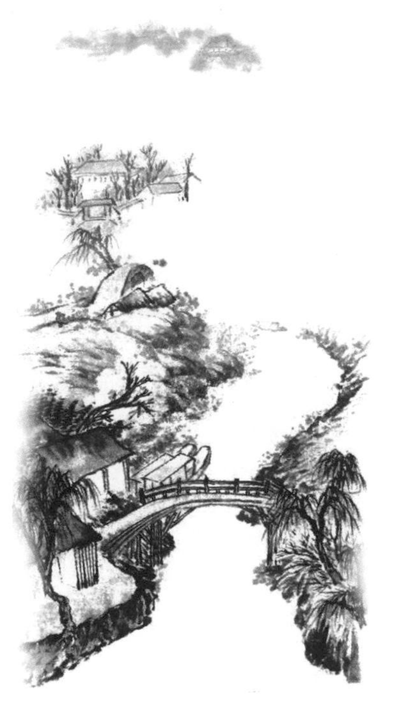

父母的衣缽

1358年前，公元661年，禪宗五祖弘忍大師，正愁衣缽要傳給誰？令弟子各作一偈，榜上見高下。上座神秀首呈偈：「身是菩提樹，心如明鏡台，時時勤拂拭，莫使惹塵埃。」驚艷四座，五祖私下卻告訴神秀，他未開悟。

在廚房樁米、劈柴已8個月的南蠻人，名叫惠能，不識字，未上過一次正殿，未聽過一次法會，他能懂什麼呢？惠能聽師兄讚頌神秀所作之偈以後，他也有意境，請人代勞，在壁上題偈：「菩提本無樹，明鏡亦非台，本來無一物，何處惹塵埃？」五祖見後，即語：「未開悟」，急令人將偈擦掉，卻於夜裡三更召惠能，秘授《金剛經》。

一句「應無所住而生其心」，惠能大澈大悟。五祖說：「欲知法要，心是十二部經之根本。」於是將衣缽傳給惠能，承傳為六祖。並令他立刻啓程坐船南下，五祖囑咐：時機成熟才弘法。六祖惠能隱蔽15年，才剃度出家，開始弘法。

歷史學家陳寅格，稱讚六祖惠能：「提出直指人心，見性成佛之旨。」發聾振聵，為我國佛史上一大事。每一個人，都是父母衣缽的傳人。這衣缽要裝食物、物質；要裝精神、信念，直到成年。這衣缽最重要的本心，要如何維護？

一位76歲住在南部的出版商，心跳總在40～50下左右振盪。走動易喘，心悸，胸悶，手抖。已和心臟科醫師約好，裝心臟節律器的手術日期。北部的一位教授好友，勸他先到中部找一位中醫師調理看看。南北的情誼，在中部交會閃光。心臟為什麼要裝電池？古人是怎樣在沒有電池下整復心臟的節律？

心跳是怎麼形成的？

每一下心跳都是由電流引起的。位於右心房上壁，可產生電位的肌組織——竇房結，決定心臟收縮的節律，被視為心臟正常起搏點。竇房結定時發出電流衝動，傳至房室結，到房室束，而引起心臟收縮。

心率是怎麼算的？

心率是心臟一分鐘搏動的次數，由脈搏可得知心率次數。脈搏是心室收縮，把血液送入主動脈時，血管產生的搏動現象，每次心跳就會產生一次脈搏。當安靜時，成人每分鐘心跳60～100下。最健康的心跳是每分鐘60次，人每天平均心跳10萬次。

人一生如果活到75歲，心跳將達25億次，心臟輸出的血液高達1億公升。修行有素的人心跳慢，延年益壽。心氣虛的人，心律低而無力。心血不足的人，心跳無力而澀。

為什麼會心律不整？

因為心臟的電氣或傳導功能失常，造成心跳節律異常，以致心臟幫浦功能不能正常運作，統稱心律不整。當竇房結受損，心房細胞就會接下跳動任務，但每分鐘只能跳40～80下。一旦心房也失去作用，房室結接棒，每分鐘最多只能跳30～40下。心率過慢，心臟「泵」出的血不足，人體會處在缺氧缺血狀態。

全世界死亡人口中，有15%死於心律不整。在台灣，每26分鐘就有1人死於心臟病。

什麼情況下要裝心臟調節器？

❖首先是竇房結功能異常，以致心跳過慢或暫時停頓。

❖其次是房室結的傳導異常，心房電流訊號，無法有效傳到心室，會造成心跳過慢或停頓，為房室傳導阻斷。

心臟調節器是什麼作用？

心臟調節器是一種電子裝置，由節律器，電極及導線所組成。用來監測心跳，若心跳太慢或停頓，就會發出電流刺激心臟，以穩定心律。此電池壽命5～10年，使用年限10年，也就是說，10年後心臟調節器要換新電池。

心臟調節器是怎麼植入心臟的？

❖傳統方法是用電極導線，經鎖骨下靜脈，或頭靜脈插入，順著血管進入心臟腔。將節律器置於，鎖骨下皮膚與肌肉層之間。

❖新型無線心臟調節器，用導管將節律器，由鼠蹊部伸進腿部靜脈血管，放入心臟肌肉上，裝好後，將導管移出。

裝了心臟調節器，可能會有哪些副作用或併發症？

大概有：血管穿刺損傷，系統位移，心律不整，血栓，血腫，氣胸，感染，心室頻脈，心室早期收縮，心房早期收縮，易心肌損傷，心臟破裂，心包填塞，房室傳導完全阻斷，心律調節器失能。此項技術發展50年，台灣有4萬人接受心律調節器植入手術，全球有近400萬人裝置該器。是個新興的大市場。

不說不知道，說了嚇一跳。臉上佈滿老人斑的出版人，一臉茫然！醫生說什麼，就做什麼，什麼也沒多想，就想保命要緊，不知道還有那麼多玄機。知識的印刷者，輸出知識給別人看，自己卻忙得很少看。

出版人滿臉疑惑的問：「真的不用手術嗎？會不會突然掛掉？」我拍拍出版人肩膀說：「你給我一個月時間，父母給的衣缽是最好的，原版是上帝的傑作。」出版人勉為其難，看在教授朋友的推薦上，心驚膽怯的拭目以待。

針灸處理：

男性天癸以8為期。當8個8，64歲後走入生命期的厥陰階段，激素水平下降，陽氣漸弱，提補陽氣上升，針百會穴；血管內的血液流動，呈現層流現象，中心最急，越靠近血管壁越慢，心動過緩，是此區的能量太低，而心肌能量由脾所主，脾主肌肉，健脾，針三陰交、公孫穴（通衝脈）。

增加心臟幫浦力量，加強右心房右心室的回流力，針左內關向心臟方向，針右內關向手腕方向，內關穴是胸部能量的上開口，能強健胸部新陳代謝。外周血管阻力增加，開胸腔氣，兼治胸悶，心悸，針膻中、列缺（通任脈）穴。體溫升高1度C，心率增加12～18次。增加心血管營養物質，以助物質轉換成能量，針足三里、三陰交、公孫穴。

啟動元陰元陽之氣，強腎並使腎素增加心肌收縮力，使心腎相交，水火既濟，疏通子午周天，並增加人體溫度，針氣海、關元穴。會穴是人體組織器官功能，類集於體表的特殊療效穴位。脈搏病變，刺太淵穴，即脈會太淵；呼吸性病變，刺膻中穴，即氣會膻中。最重要要有好心情，快樂針，針神門、印堂穴。正如弘忍大師所言：「心是十二部經之根本」。

特別囑咐：

寒性收引，嚴禁寒性食物、冰品，會使心動過緩雪上加霜。勿喝牛奶，注意身體保暖，勿穿露背、露肩、露胸衣服。要穿過膝蓋的褲子，以減少心臟負擔。吹冷氣和睡覺時，要穿長褲長袖衣服，穿襪子。冬天睡覺時要加戴手套。勿洗冷水澡，洗澡勿一下子沖太熱的水，洗澡先從腳開始洗，順衝脈往上，洗腿、肚腹、胸、上肢，頭最後洗，或早上洗頭較好。

早上天未亮，太陽下山天黑後，勿出門運動。運動以散步最適宜，以微汗出最好。不要激烈運動，尤其不要大汗淋漓。不要進烤箱逼汗，不要用紅外線逼汗，這叫壓榨血汗，簡直是叫心臟在短時間內做奴工，對心臟不利。不要看易激動的電視政論節目，不要看恐怖片或太緊張的懸疑片。儘量避免大笑、大哭、大悲、大驚。上床睡臥、起床、起坐椅子，蹲站等轉換姿勢的速度，要慢慢來。

做健心操：

捏左小指頭兩側9下，捏左中指頭兩側9下，雙小指外側對敲36下，雙腕掌側對敲36下，空掌拍左肘窩36下，拍左腋窩36下。揉按膻中穴36下。用梳子梳左手掌心36下。雙手插腰，年長者可手扶桌椅，雙腳併攏，踮腳尖，每次36下。照三餐做，養成習慣。出版人說，每次做完健心操，心跳立即上升，人很舒暢。

處方用藥：

心臟器質性病變，屬陰，用炙甘草湯，調形質病；機能性屬陽，提振陽氣，調氣化，用生脈散；血管內層流不順，會變亂流，流之亂，因血管內有痰飲，以溫膽湯和之；加蒲黃，行瘀血，斂新血；加五靈脂，破瘀血，去濁，止心痛；加木香，破滯，擴張血管；清呼吸道雜物，加魚腥草，共奏形氣神共調之功。

服第2周，出版人手抖，胸悶，心悸改善，心跳50~56下。因出版人眼肥浮腫，陽虛水氣上氾，水氣凌心，脾腎兩虛。第二階段用藥，去溫膽湯，改真武湯上陣，真武湯亦治收縮期心衰，調氣化。再服2周，脈搏每分鐘跳到60下，甚至到72下。

一個月到了，出版人到心臟科檢查，醫生說一切正常，不必裝心臟調節器了。

出版人終於放下心上的石頭，高高興興的繼續來保養父母的衣缽，「時時勤拂拭，勿使惹塵埃」，邁向有朝一日，達到「本來無一物，何處惹塵埃」的境界。

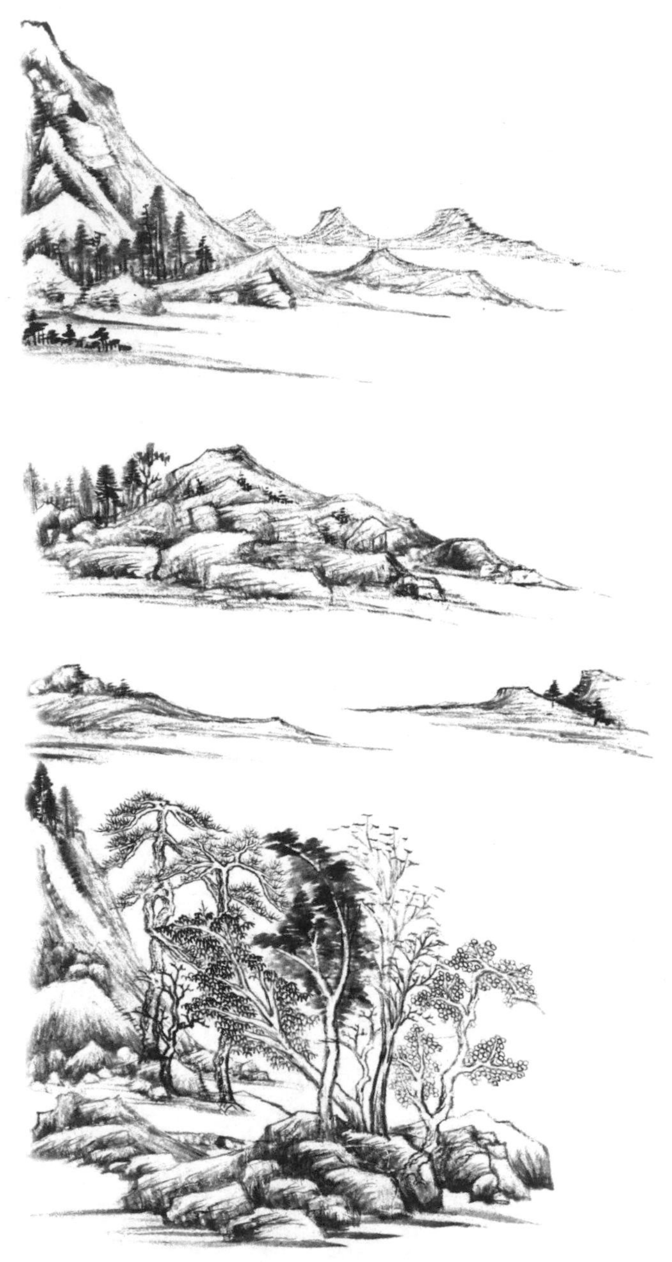

兵敗如山倒

一般白血球升高時，表示身體正遭受病邪入侵，人體立刻啓動自救機制，戰略佈局，依危急情勢，自衛隊派出大量白血球精兵出場應戰。當陣勢威猛，準備出擊時，卻找不到敵軍，這是怎麼回事？

一位38歲的女士，在公家機關擔任科員，身體强健，做事勤快，每天如沐春風，快樂過日子。有一天，一如往常一樣，太陽升起，一樣的抱起小女兒喝奶，竟不一樣的抱不起女兒？每日向佛祖上香，簡單的打火機點火，竟點不起來。洗臉準備上班，竟擰不動毛巾？甚至連內衣鈕扣也扣不起來，還有嗎？

這位女士膽戰心驚的，下一步還會有什麼事發生？如廁坐馬桶，坐下去竟起不來。做家事蹲下去，竟站不起來。一走路就小腿痛，胸部痛。上樓梯，腳竟抬不起來，無法踏上階梯。機車要加油，加油蓋竟打不開來。上班公文一疊，靈巧的手，竟拿不起來！到底發生了什麼事？怎麼會這樣？這一天簡直是烏雲密佈，山雨欲來風滿樓的驚慄！

第2天，女科員雙手完全無力。第3天，雙腳完全無力，坐地上後起不來，連日來有如兵敗如山倒。一向樂觀的她，嚇死了！適逢周末，女科員真鎮定，還真會忍，也沒想到去掛急診，傻傻的等周一門診。第5天，先生帶她去醫院檢查，赫然發現，白血球2萬，正常值4千到1萬。

醫生診斷為：敗血症。要她馬上辦住院，說病情危急，可能要住進加護病房治療。聽罷，敗血症像招魂令，把先生也嚇住了，一陣天旋地轉的驚慌。女科員竟一反常態，從愁雲慘霧中走出來，告訴醫生，她回家考慮一下，醫生聽了都傻住了，這傢伙是不是頭腦有問題？不知死活，不知病態很嚴重。

敗血症病因：

人類至今對其瞭解，尚在探究中。目前推測：是由於人體遭受到細菌、病毒、黴菌、寄生蟲的感染，引起全身性發炎的嚴重疾病。

敗血症所產生的症狀：

白血球上升1萬2千以上，或低於4千；發燒，發冷，體溫超過38度，或低於36度；心跳每分鐘大於90，呼吸次數每分鐘大於20次，甚至無力呼吸，呼吸衰竭，休克，嚴重時要靠呼吸器。

還會血壓下降，血小板減少，高血糖，排尿減少，腎臟衰竭，甚至要洗腎。情緒焦慮躁動，昏睡。病情在數小時，數日內，快速惡化，引發多器官衰竭。人類至今未能發展出有效治療藥物，死亡率七成以上，很嚇人的病。

女科員先在附近診所就醫2天，病情果然快速發展到昏沉嗜睡，吃不下。先生見狀不妙，立刻請假，帶妻子從南部來看診。女科員從精力旺盛，一下子變成四肢無力，病來得也太快了，一時無法接受，滿臉恐慌，慘白，眼睛一直盯著我，對我極渴望救治的期待。

通常病勢發展迅速，多與風有關。風為百病之長，風性急，風善行而數變。該病可能是風邪入絡腦，屬沒有腦溢血、腦栓塞的中風，又兼肝風內動所致骨牌效應。診察女科員的症狀，不是那麼符合敗血症的症情。算一算病發至今已第8天，為爭取黃金時間，不管她有沒有針灸過，害不害怕針灸，沒有給她選擇餘地，就是直接針灸。女科員曾陪先生來看過診，對醫生信任，悉聽醫命。

針灸處理：

採俯臥式。風邪入腦，針百會穴三針齊刺排刺；腰腳無力，針腎俞穴，用1.5寸針15角度，沿皮刺，加風市、委中、承山、崑崙穴；祛風邪，針風池、風府、曲池穴；食欲差，兼理腸胃，針合谷、公孫穴，請她自行按足三里穴。

白血球上升到2萬，不是發炎，就是訊息傳達失誤，沒有外敵，卻是自己打自己，調解免疫過亢，針合谷、三陰交、太衝穴，兼開通四肢關節。針灸完，除了臉色轉潤外，沒有任何改善。開處方，先調白血球問題，用龍膽瀉肝湯，白虎湯。

貼心的先生，雖然遠住在南部，連4天，一下班就帶妻子來看診，等到看完診，回到家已是午夜，次日晨又趕著上班，看了很是感動！患難見眞（珍）情，夫妻困挫與共。第2天複診，針感加强，以中風論治，用頭皮針，以百會穴為中心，沿運動區，感覺區，左右各下6針，並留針至睡前；補腎精上注於腦髓：針湧泉穴，其他如前。

處方改小續命湯煎劑，其中重要關鍵藥，麻黃用1兩，用石膏1兩監制麻黃。針灸完後，回家後腳可抬高一些。

第3次針灸完，走路腳不會痛了。適逢周六，頭上的針，留3天。睡覺時頭部戴浴帽或絲巾，比較不會跑針，可睡得安穩些。出針時若有出血，讓血流到自然停，勿止血。有出血的區域類似穴位放血，血循會重新調整，有助於血液循環順暢。第4次針灸，手腳比較有力，坐椅子可以自己起身。

年節將至，公務繁忙，女科員第2天勉強去上班，手腳不俐落，動作笨拙又慢，提重物需同事幫忙，好不容易撐到下班。一周後，第5次針灸，工作情況改善，可以做比較多事。第6次針灸，逢周六，加針伏兔、足三里穴。

其中足三里穴，用1寸針，針到位後，提到天部，向下透刺，外用紙膠布貼著針，留針3天。洗澡時，只要不用手去搓針灸的針，淋濕了膠布自己會乾，如果針處會痛，表示跑針了，就拔針。可在針處噴天羅水，消炎、止癢。

這天回程坐公車，可以自己扶著扶手上車，以後就自行搭車來看診。次日在家裡，坐在地板上，用手撐著，可以自己起來。上樓梯扶著扶手，可以爬樓梯了。第7次針灸，睡不好，加針神門、神庭穴；心臟有點亂跳，針內關穴。針灸完回家後，可以自己扣內衣扣子。

看起來，病情改善很多，開處方用科學中藥收尾：用獨活寄生湯調腰以下肢節；黃耆五物湯調上肢經絡，最後畫龍點睛，加生薑祛風寒，化濕凝。

第8次針灸，幾近痊癒，鞏固療效又針了3次，前後歷時一個月又5天，針灸11次，不依敗血症論治，不受檢查數字的侷限和恐嚇。一場暴風雨，病來如山倒，病去如抽絲剝繭。

爸比抱抱

年輕夫婦的第一胎，在緊張、期待中交錯著。好不容易小女娃呱呱墜地，小倆口欣賞著天作之合的造型，讚歎生命的奧妙。「來，小心肝，爸比抱抱。」第一次做爸爸的年輕工程師，藏不住內心的喜悅，小女兒像小天使一樣，純潔可愛，說不出對上帝的感恩，但上帝也悄悄的送來黑函。

30歲初為人父的工程師，手抱著小嬰兒，聽她甜美的笑聲，樂不可支啊！可就不知怎麼的，手指好像不靈光。過幾天，接著整肢手臂不靈活。因為夜裡和太太輪班，給小寶貝泡牛奶，換尿布，常睡不好，頭痛，失眠，倦怠。不久之後，腳有點麻，最後使不上力。

因此到中醫針灸推拿，到西醫做復健，一直被當骨刺治療。調理幾個月，突然更嚴重，雙手腕全麻，觸覺怪怪的，要上樓，竟要用爬的上去，還一直腹瀉。這下子，工程師慌了，趕緊到大醫院檢查，結果是：患有多發性骨髓瘤，一個難纏的骨髓殺手，晴天霹靂！

多發性骨髓瘤是什麼病？

多發性骨髓瘤，不是骨頭病，是一種慢性骨髓性白血病，是一種罕見的血癌。人體免疫細胞中，B淋巴細胞分化，分化最終為漿細胞，漿細胞所形成的血液腫瘤，屬淋巴瘤。漿細胞中有不受控的漿細胞增生，成為惡性、癌性漿細胞，稱為骨髓細胞，聚集在骨髓中，包圍在骨髓外的硬骨上，其所形成團塊，只有一顆時稱為漿細胞瘤。

漿細胞是做什麼用的？

漿細胞是一種白血球，可產生抗體，抵抗感染。這個捍衛戰士，不斷增加抗體之後，造反，不是去打敵人，而是打自己的主人。它開始侵犯主人的骨髓，骨頭被侵蝕，易造成病理性骨折，有的會骨頭痛，尤其是前胸、後背之骨，還會運動失調，嚴重時甚至無法行走。

骨髓細胞會造成什麼破壞？

這個臥底殺手骨髓細胞，把骨頭破壞後，骨中鈣流失到血液中，一旦血鈣濃度太高，即造成噁心，嘔吐，口渴，全身無力，多尿，肌無力，體重減輕，失眠，或嗜睡，甚至意識改變，神智異常。血中過多的鈣、抗體，經腎臟代謝，因過多而沉積在腎，致使排尿困難，全身下肢水腫，小腿軟弱無力，產生蛋白尿，腎功能異常，甚至腎衰竭。

這個叛徒骨髓細胞，還會產生高尿酸血症，會噁心，嘔吐，腹瀉，少尿，無尿，濃尿，尿沉澱物，有如痛風，急性關節障礙。不但如此，還來勢洶洶，抑制紅血球、血小板的生成，造成貧血，不正常出血，並妨礙正常漿細胞、白血球的生成，進而影響免疫系統。類澱粉樣沉積，侵犯到心臟，致使冠狀動脈供血不足，嚴重時造成心臟驟停，引起心臟衰竭。

多發性骨髓瘤的預後：

這個叛逆黑幫，還很會拓展勢力範圍，在骨骼中出現多個斑塊或區域，所以稱為多發性骨瘤，簡稱MM。骨髓瘤的致病原因，至今不明，目前仍為不治之病，不易根治，容易復發，存活時間3～4年，甚至只有18個月。在早期，多發性骨瘤20%發病者，一年內死亡。患多發性骨髓瘤人口，全世界有23萬人，每年新增11萬多個病例，僅次於惡性淋巴癌，是世界上第二常見的血癌。在台灣是第三常見血癌，發病率每10萬人有0.64人，好發於60～70歲，男多於女。

工程師才30歲，不是好發的老年人，儘管他如何吶喊，老天也不會回應。儘管他問了一萬個為什麼，醫生也不會有答案。工程師在西醫住院，接受2周的洗腎治療，洗腎過後，手腳好像有靈活一點。但是好景不常，不到3天，病情就急轉直下，手足麻痺，顏色暗黑，完全無法使力。

工程師已無法好好抱抱小心肝，此時再堅强的男兒，也無法停住內心的悲愴，悵然若失，淚如雨下，為什麼幸福總是用淚水鋪墊！醫生用類固醇再治療半年，病情未改善，又怕後遺症無法控制而作罷。弟弟見狀，極力把哥哥硬拖來診所，手足之情，血濃於水。

工程師走路像小兒麻痺症一樣，像七爺八爺在走路，更像腦性麻痺病人走路的樣子，手腳無法順利運作。工程師睜大了眼睛，眼神充滿不安與疑惑，上次在中西醫誤診的經驗，心有餘悸。弟弟趕著鴨子上架，工程師只好硬著頭皮針灸。既然有針灸過，又病情惡化，爭取時間，就不必手下留情了。

腫瘤細胞是寄生在人體的嵌合體，是有生命的，而且很聰明，會複製人體的生化機制，生命擬態，不斷壯大自己。癌細胞為什麼會突變？是它的生存空間受到很大壓力嗎？堵塞嗎？要從哪裡找出口？如何清除障礙？才不會一直攻擊自己。

老子說萬物以氣相射，《內經》說：「血為氣之母，氣為血之帥。」而經絡是信息、能量與物質交換的運作路徑。有沒有機會先讓工程師生活可以自理？

針灸處理：

頸部能量的出口，針大椎穴，點刺不留針；胸部能量出口，針膻中穴；三焦能量的上出口，針百會穴；三焦能量的下出口，針足三里穴。信息的交換中心在腦，針百會、四神聰穴；支配四肢運動和感覺的指揮中樞，集中在頭骨冠狀縫，針頭皮針，沿運動區、感覺區，向冠狀縫兩側排刺，各3針，共6針；走路不平衡，針後腦平衡區，約玉枕穴向頸部透刺，兩側各1針。

血病與脾、肝、心、腎、衝脈有關，脾肝腎取三陰交穴，衝脈取公孫穴，心取內關穴；手部無法使力，針三陽絡透向外關穴埋針，加曲池、合谷穴；足部無法使力，針陽陵泉、足三里、外丘透向光明穴埋針、太衝、丘墟、崑崙穴；補腎上濟腦髓，針湧泉、百會穴。

健脾補肌力，針足三里、三陰交、合谷穴；開四肢關節，針合谷、太衝穴。促使正邪相爭，托邪轉出少陽，派原穴出戰，針丘墟、陽池穴。埋針部份，針至下次門診的早上，先自行出針。

試圖讓疾病分流，改變病灶形狀，將之打散，使病灶有出口，是否就能因勢利導，使物質能量轉換，來調骨髓細胞內的物質？遇到難題，出怪招，且待下回反應，再做對策。特別囑咐：嚴禁生冷瓜果，冰品冷飲。針灸前吃點東西，才承受得起超强烈的針感刺激。初爸真的浪勇敢，為了小心肝、小情人，針那麼多針，也不吭一聲。

開始一周針3～4次，3個月後一周至少針2次，半年後可自行開車來。精微的動作不順利。腳趾可以往上扳，但個別無法使力。一年後，有一周沒來診，以為初爸出事了，浪為他著急。次周工程師來診時，才欣喜的報佳音：又添了一位小千金。工程師浪忙，之後一周儘量來2次。一年半後，走路雖慢，有點怪怪，但平穩。手只剩大拇指、食指使力不順，腳只剩一點點麻。走路還無法像正常人一樣走法，有點彆扭。一直在慢慢的進步中。

時光飛逝，工程師患病至今已2年半多，老天定的存活率還剩多少？有機會與癌腫瘤和平共存嗎？小寶貝，甜甜的撒嬌著：「爸比抱抱」，那天真無邪的眼神，好像在說：「爸比加油！我還沒長大！」

捍衛鬥士

每個人都在捍衛自己某種情結，有為理想、生命、愛情、親情、信念、信仰、面子、名譽、功名、利益、金錢、健康……等等而努力，載浮載沉的。為什麼人類歷史的悲劇，總是不斷的重演？是人類永遠都記不起教訓？還是上帝忘了改寫命運的劇本？

一位40歲的男士，在公共事業承包單位，擔任技術師，因為天資聰穎，吃苦耐勞，技術精進，在有關整個國家的公共事業上，嶄露頭角，身懷絕技，漸成重量級人物。在一次健康檢查，測到飯前血糖值184，之後就開始吃降血糖藥。因為職務關係，在台灣、金門、馬祖、澎湖之間穿梭，常無法按時服藥。5年了，糖化血色素在8～10之間振盪，有一次飯前血糖220，老婆緊張的押著先生，從北部來看診。

候診時，技師都是在診所門外面，一邊講手機，一邊抽菸，一天至少要抽2~3包菸，進診間時已滿身菸味，說話時口氣都是菸味。技師手麻，視力越來越差，尿尿很多泡泡，很難消失。大便難，一般瀉藥多沒效，常7~10天才大便1次。

技師常因緊急事故，半夜被電話叫起，馬上走人，變得常失眠，每天早上3點左右就睡不著了。腳的皮膚一塊塊的咖啡色，有時很癢。因工作地點常在荒郊野外，甚至山上，長時間長距離開車，腰常酸，背常痛，左手較無力。頭暈，頸部僵硬，胸悶，心悸等症狀，都是家常便飯。

針灸處理：

光是聽到技師辛勞的工作性質，又有關大眾生活的便利，就肅然起敬。簡直是當國寶一樣的照顧他。針灸先處理過度操勞的肝，針太衝、陽陵泉穴；技師抽菸太多，連講話都有痰音，洗菸塵，針列缺、中府穴：血糖調解，針三陰交、足三里、公孫、陰陵泉穴；胸悶，心悸，針膻中、內關穴；促腸子蠕動，針天樞、公孫穴；技師太操勞了，頭髮、眉毛都稀疏，補精氣，針百會、關元、湧泉穴；筋骨問題，針風池、合谷、太衝、中渚穴。之後，隨證治之。

技師吃的苦太多，針灸好像都不怕，連針最痛的湧泉穴，他的臉部一點反應都沒有，那表情眼神，好像在思索難題。有時針灸完，就急著趕往南部，去處理技術問題。開服水煎藥劑。第一個月，算是最配合的，每周來針灸1次，之後就是三天打魚，兩天曬網，甚至一個月只來1次。出門在外，吃飯三餐不繼，隨便吃，有時一天只吃1餐，用抽菸來擋飢餓感。才45歲的壯年，看去像60歲滄桑的身子。

2年半後，糖化血色素降到6.7。之後一整年只來針灸1次。有一天，技師因為胸痛，送去醫院急診，立即住院，一次裝了5支心臟支架。竟瘦了16公斤，體力大不如前。仍然是一年365天，沒有假日，過年過節，常在外地啃饅頭。忙的時候，一天工作十幾個小時。不管什麼病痛，頭痛、胃痛、腰痛、感冒，不論嚴寒酷暑，狂風暴雨，都得上工。

有一天，老婆很緊張的打電話來，說先生在發燒，不肯去醫院，問我該怎麼辦？我教她用天羅水，噴先生的左手心、印堂、大椎穴，再噴左掌到肘窩。刮痧從內關穴向肘窩單方向刮，只要出痧，熱就會退。如果是中暑、感冒、咽喉痛、牙痛引起的發燒，多可退燒，燒退後，再發燒，前法再做1次，一般做3次，燒就退了。2小時後，老婆又打電話來，說燒沒退多少。我請她叫先生就近看醫生。但技師忙得沒去看醫生。

第2天，技師竟然自己開車來看診，我嚇了一大跳！他的眼睛有紅血絲，會胸痛。我一摸脈，燙手，立即警覺，這不是一般的感冒，可能是嚴重的細菌感染，體溫燒到39.9度，很緊急！技師呼吸已有點喘了，我快速在大椎穴上強刺激提插瀉法，不留針。百會穴齊刺3針，針頭皮針，額中線、額旁1線、頂中線，預防技師休克。針外關穴，以瀉火，並埋針，暫抑熱毒。

幫技師針灸完，心想這樣應該夠，可維持技師3小時的開車體力，稍穩住病情，不要惡化太快，請他即刻回北部大醫院急診。並交代老婆，沿途幫先生噴天羅水，噴勞宮、印堂、頸部、嘴唇。臨走前，我語重心長的對技師說：「請為國珍重！」並不斷為他祈禱。

醫院檢查結果：是肺膿瘍，馬上住院手術引流清膿。手術後，技師忍著麻醉藥退後的傷口痛，人還在發燒，就硬撐著去搭飛機，處理突發事故，如果在SARS期間，技師肯定上不了飛機。處理完，回台灣再給我看診，見面那一刻，我都驚呆了！我差點眼淚奪眶而出，真是勇敢的捍衛鬥士！怎麼有那麼厚的肩膀，獨撐巨大沉重的壓力！

我急得直問：「你真是『趕』死隊啊！生命都不顧了。你的技術，是不是應該傳承給年輕人啊？」技師馬上回答：「沒辦法。」我追問：「是有關國家機密？還是業務機密？真有那麼一天，你體力、腦力，甚或健康出問題，無法工作，總有個可替代的人吧！」

技師搖搖頭說：「都不是，因為找不到人好教，年輕人都不願意學，找了幾年，都因為太苦了，做不久就離職了。」我很納悶的問：「如果有一天，你真的不能執行任務了，國家怎麼辦？」技師苦笑著說：「那只好包給國外廠商去處理。」

真是悲哀啊！龍的傳人都到哪兒去了？難道要重演八國聯軍以技術入侵中華？

話說沒多久，技師又去住院了，再裝心臟支架5支，心臟前後裝了10支支架，又瘦了4公斤，前後一年瘦了30公斤。出院後來看診，我戲稱他是機器人，左手麻無力，應該和心臟有關，雙手合谷穴都凹陷無肉，眉毛已掉得快無毛了。肺臟瘍手術後的傷口，仍常隱隱作痛。

看他壓力那麼大，也沒有娛樂，休假時就在家睡覺，累得哪兒都不想去。老婆直嘮叨，說他菸癮太大，要我叫他戒菸。我幾次想開口，請技師戒菸，話到嘴邊都吞下去了，他只剩那麼一點愛好，還要剝奪嗎？只是偶爾淡淡說一句：「咳嗽了，少抽根菸吧！」

每次技師看完診，我都特別叮嚀：「請千萬保重！」望著他匆匆離去的背影，衷心祝福過五關斬六將的捍衛鬥士，馳騁沙場，一切平安。

優哉游哉

孔子30歲而立，40歲而不惑，50歲而知天命，60歲而耳順，他是怎麼做到的？一般人30歲時，不知所立為何？到60歲時，連不惑，知命，安身立命，樂天知命，所聞皆通，耳聞無礙，都很難做到。

行政院經建會的一項研究，推估民國115年，老年人口達總人口的19.3%，即每5個人中，就有1個老人。到時候博愛座，不知要讓給誰坐？老年得病率67%，男性問題比女性嚴重。常見前5大慢性病：高血壓，白內障，心臟病，胃病，關節病。年輕一代肩頭真重，到時候大家都患難與共，同舟共濟。

美國有一項研究發現：一個人的生命中，生產力最高的階段是60～70歲。第二高生產力階段是70～80歲。第三高生產力階段是50～60歲。諾貝爾得獎者的平均年齡是62歲。教皇平均年齡，是76歲。所以年齡不是問題，心態才是問題。

一位擔任公家機關一級主管的男士，平日呼風喚雨，一言九鼎，前呼後擁，領導的魄力與魅力，銳不可當。法律是公平的，65歲了，非屆齡退休不可，後生可畏，可等著前仆後繼。不管榮退的賀詞和歡送宴，多麼風光，這位長官很快就嚐到，門庭若市和門可羅雀，那種落差、落寞交爭煎，尤其是過年過節和生日的時候，特別明顯。爬得越高，跌得越重，是人情冷暖？還是現實殘酷？接下來的日子要怎麼過？

退休後半年，長官人陸續出現頭昏，頭脹，胃脹，有時睡不好，全身酸痛，精神怎麼就一落千丈？腦筋好像也不靈光了？怎麼會差那麼多？一線之隔，人體就衰退那麼快？不會吧！子女催促他去看醫生。

長官人出現在診間，風度翩翩，威風凜凜，神氣昂揚，將帥之姿，仍在眉宇間展露，只是眼神迷茫。經診察後，好像沒他說的這麼嚴重，莫非是退休症候群？用針灸調理。

針灸處理：

醒腦開竅，針百會穴；安神，針神庭穴對刺；對人生看淡，針太陽穴，由上而下；提振低潮情緒，針太陽穴旁約0.2寸，由下而上透刺；養脾胃，針足三里、三陰交穴；頭昏，頭脹，針風池穴；開四肢關節氣機，針合谷、太衝穴。

針灸後，給長官人開處方：每天早上天亮後，傍晚天黑前，各走路30分鐘。第2周回診，長官人精神改善，但他說走路好無聊。再開處方：走路時算電線桿數，看到電燈不亮的路燈，記下來，通知電力公司。長官人滿眼疑惑，莫名其妙，這是什麼藥方？醫生的腦筋是否有問題？

其實生活中讓我們幸福的都是無關緊要的，瑣瑣碎碎的小事。長官人頭腦比我好，他自行增加處方內容，每天走不同路線，自己所住社區走完，再走其他社區，以步行1～2小時為限。都走完了，步行達不到的地方，就坐公車去，下車後，繼續走，樂在其中。在台中坐公車10公里免費，加上老人福利，65歲以上長者，每月有1000元的乘車卡，用也用不完。

每次回診，就做災情報告，功德報告。持續半年多，電線桿都算完了，筆記也做完了。我另開處方：察看台中地區的小公園建設，福德祠（土地公廟），特別風格的建築。長官人越來越起勁，台中市哪有特色的建築，他都做了筆記，也樂此不疲。就這樣一年過去了，不知穿破多少雙步鞋。長官人變成我的天窗，每次門診都分享他的功績。

人的興趣、樂趣是否也會疲乏？長官人說他有點累了。我開最後處方：寫自己的傳記和回憶錄，像他那麼優秀，一定很多題材可以寫。長官人納悶的問：「寫給誰看？誰鳥你呀？會有哪家出版社會出版？」我說：「寫給自己看，給子孫看，不必考慮出版的事，自己高興就好。把自己的人生整理一下，交代一下。」處方開出後，長官從此不見人影，我幾乎忘記這件事。

3年過去了，在一個晴朗的午後，長官人特別來拜訪，說他忙得不得了，還把他的傳記拿來給我看，3年來陸陸續續寫了8萬字，還沒寫完。哇！真是不得了！長官人開始寫回憶錄時，也是他尋根之路，路途遙遠，常回到他小時候生長的地方，找兒時常玩耍的鳳凰樹下、榕樹下。

找童年玩伴，探尋初戀的隔壁班女孩嫁到哪去了？寫到親友，就去探訪親友，看他們現在過得怎樣？寫到老師，就去拜訪當年處罰他的、疼他的、最討厭的老師，看看他們是否仍健在？光是走訪師長親友，就費了很多時間和功夫。

長官人的題材越來越豐富了，連小時候的童玩，也重新琢磨，重溫舊夢。長官人好像就此年輕起來，返老還童，身子也硬朗了，什麼慢性病都沒有，再現昔日風采，不一樣的多姿多采。回顧同學的漫漫人生路，幾家滄桑，幾家愁！很多感觸，時間過得真快，一生真短，短得來不及享用美好年華，就已身處遲暮夕陽。很慶幸自己衣食無缺，身體還算好，子女也算平順，感恩哪！

心裡裝著童年，生理留在塵世。70歲了，果然人生70才開始，最大的澈悟是，以前為別人而活、為名利而活，現在要為什麼而活？老天還給多少生命？還有多少日子可過？

長官人澈底領悟生命的可貴，人生短暫啊！珍惜每個當下，珍惜有緣人。真是無心插柳柳成蔭，有時候，病人反而教我許多人生的道理。

吟著李白的「浮雲遊子意，落日故人情。」再咀嚼著卜算子的「「才始送春歸，又送君歸去，若到江南趕上春，千萬和春住。」意境深遠，別有一番滋味在心頭。

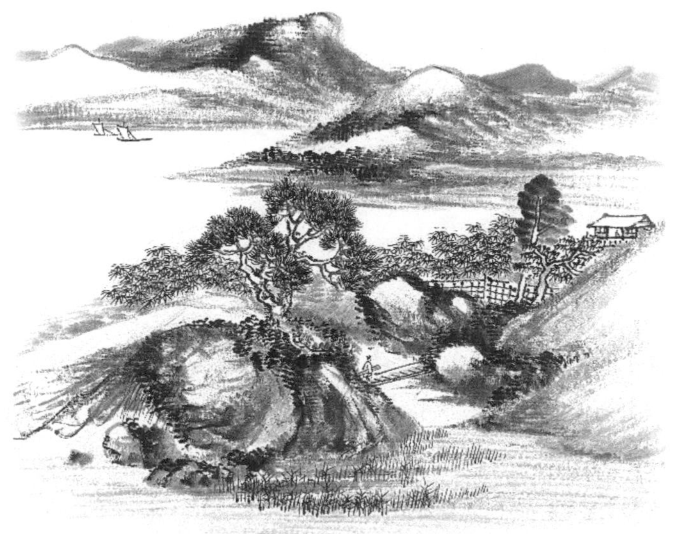

誰掃胸中萬斛塵

老天把一雙明月貼胸前，誰最得老天垂愛：胸無城府，胸無宿物，胸羅錦繡，將胸比肚，胸懷磊落的人。反之，常常搥胸頓足，怒氣填膺，胸中壘塊，氣不平；胸中柴棘，耍狠毒；胸有鱗甲，心險惡；胸有城府，心機深的人等等，總有一天，老天會回報以撫胸呼天，搔耳搥胸。

一位52歲的女士，在服務業擔任店長。精明能幹，精力旺盛，總有用不完的精神和腦力。但是一碰到更年期就投降。近期除了月經紊亂外，怎麼老是胸悶心悸，頭暈腦脹的。有一天，店長的好友打電話給她，說得了乳癌，這一下點醒夢中人。店長右乳外側有一塊結節硬塊，想想是不是該抽空去檢查一下？經過醫生仔細檢查，正值中秋月圓，醫生送店長一個大禮：乳房惡性腫瘤3公分，並即刻安排切除手術，及化療的療程。

店長一聽，搥胸頓足問蒼天：怎麼會這樣？怎麼會是我？生活起居都很正常，飲食很節制，做人還可以，從沒害過人，為什麼？為什麼？無奈問天，天不語！只剩眼前乳癌鐵證如山，在社會打滾過的人，知道不論如何，終究要面對現實。

可是店長千萬個不願意，接受西醫惡夢的三部曲。於是開始到處尋找生機，上網搜尋，探聽，到底要看哪位醫生？經過比較再比較，考慮再考慮，離確診癌病已一個月了，不能再等了，孤注一擲，就找那位小診所的小醫師。

當店長敘述完她的病情，我第一句話：「小姐，要治病，先改改妳的個性：完美主義，愛面子，常看人不順眼。」店長聽了，驚愕一下，一時不知所措。

我繼續說：「妳先把妳整個人生整理一下，誰對妳不好的，妳看誰不爽的，怨老天的，怨老公的，怨父母的，怨兄弟姊妹的，怨朋友的，全部拿出來清一清！妳胸中的灰塵，比妳人還高、還厚，怎不壓死人，臭死人了，那些怨氣包，堆積成妳現在的腫瘤。病怎麼來，也會怎麼去。」店長瞪大眼睛，哎喲！我的媽呀！醫生一眼看到底，治病有這樣治的嗎？

交代應注意事項：

早晚天地陰陽交替時間，勿吃水果，水果易生痰飲，乳房最容易痰飲滯留。痰飲久留不去，易伏邪成巢成腫瘤。安全水果儘量吃芭樂、百香果。如果很想吃水果，最好煮過。嚴禁冰品、冷飲、生菜，勿喝牛奶。

低溫是癌細胞的溫床，而乳癌患者多數，幾乎90%有陽虛現象，冷品會加重陽虛，使機體運化功能減弱，而且冷食多屬陰，腫瘤是陰物，會陰上加陰，使腫瘤更加緊實。儘量吃天然食物，勿吃加工處理過的食品。5年內勿吃2隻腳的食物，勿吃健康食品。勿吃親朋好友、善心人士介紹的偏方，以免干擾藥物機轉。

為什麼不要在天黑時運動？

伏邪常因「冬不藏精，春必病溫。」所以早上天未亮，晚上天黑後，勿在外運動，會洩掉陽氣。尤其不要在樹蔭底下運動，太陽未出前，或下山後，夜間植物行呼吸作用，放出二氧化碳。晚上外出，9點以前要回到家，此時人體與大地進入極陰狀態。天亮前的陰，天黑後的陰，晚上9點的極陰，使得腫瘤陰物，內陰外陰，內外感召，以致腫瘤纏綿難解。

要怎樣避免陰氣相求？

勿熬夜，不要超過11點睡覺。腫瘤陰物都是在夜間成長，休眠，可以增加機體的作戰力，尤其是加强了肝的解毒能力。睡個好覺，如同涅槃狀態，次日又是一個輪迴，一個新生命。不要去奔喪，勿探望重病人，以免陰重，同氣相求。要曬早上和傍晚的太陽，可增加陽氣和抗病毒能力。每天在天空下、大地上走路，至少30分鐘，最好一個小時，赤腳走路更佳。晨光、夕陽、大地、心情是治癌的特效藥。

做健乳操：

每天早中晚，按摩膻中、肩井、中府、太淵穴，各36下。拍打肘窩、腋窩，各36下。洗澡時，按摩乳房，先向右36下，向左36下，抓著乳房往前拉36下。

穿著應注意什麼？

儘量不穿內衣，尤其是有鋼圈的內衣。伏邪多因「冬傷於寒，春必病溫」，所以穿衣服不能袒胸、露背、露臍，以免重要部位受寒，加重病情。天氣再熱，也不能穿露肩、露臂、露肚臍衣服，以免增加心臟負擔。晚上要穿長褲、長袖睡覺，加穿襪子更好。一周泡澡3次，最好每天用熱水泡腳10分鐘。

第一次先針灸調氣，讓店長考慮一下，若確定要給我處理乳癌問題，要服水煎劑，一周針灸2次。店長聽得一愣一愣的，心裡很多疑問想問，也想反駁我的觀點，但欲言又止。最後我很鄭重的說：「妳才是妳自己治病的特效藥，妳才是妳自己最好的醫生。我們無法決定壽命，卻可選擇過有尊嚴的生活。」

要怎樣給身體正能量？

身體的器官都是有靈性，治病要形、氣、神同調，我請店長對自己的乳房，做心靈的喊話：「謝謝乳房，多年來不但給了妳美麗的外表，還肩負月經的責任。向乳房說對不起，因為自己的生活起居、飲食、情緒有些不良，造成乳房受病苦。現在妳有在治療，請乳房加油，乳房一定不想被切，告訴乳房要一起完整的，走完人生的旅程。」給身體正的思考能量，也是不可小看的治病力。

針灸處理：

店長心有餘悸，先安神，針神門、神庭穴對刺；乳房腫瘤，多積有痰飲，去痰飲，針足三里、豐隆穴；情緒常波動，兼調更年期，針太衝、印堂穴，印堂穴由上往下透針；乳房屬胃，乳頭屬肝，疏通胃、肝經，針合谷、足三里、膺窗、乳根、陽陵泉、太衝穴。

預防乳癌移轉，針膻中、極泉、肩井穴，肩井穴是治乳房疾病的特效穴，也是肝氣的反應點，兼疏肝氣。補陽氣，平陰氣，以利作戰，針百會、中脘、關元穴，形成天人地三才合治；形成腫瘤，必有血瘀，或之前經水未排盡，活血强心，針內關、血海、三陰交、公孫穴。

腫瘤是一種無名腫毒，解毒，針築賓、三陰交穴；腫瘤是伏邪，要托邪外出，出表，針風池、曲池、太淵穴，兼清裡寒；腫瘤由內外感召邪氣之前，必已有精與氣虧虛。補精氣，針氣海、關元穴；引腫瘤邪氣，轉出少陽，疾病的轉樞，藉由少陽經，針陽陵泉、外關穴，外關穴兼瀉熱毒。針灸後，店長精神為之一振，胸口好像開了，很舒暢，就決定給我治療。

處方用藥：

開水煎劑，以陽和湯為基本方，以吳雄志教授家傳吳門驗方，陽和散結湯為主方加減。乳癌在六經辨證，屬太陽和少陰，是太少兩感證。因乳癌長在乳房皮下屬太陽，乳癌患者孕激素、雄激素分泌不足，本質上呈現，孕激素、雌激素分泌紊亂症狀，屬腎陽虛少陰證。用溫、補、托、清法，加活血，化痰，解毒藥。一般用藥，十去七八即可，但扶邪治法，隨證進退，除邪務盡。

用麻黃托邪出表，抑制乳腺增生，由3錢漸增至1兩，用審製服後，較不易心慌。但腎虛的人勿用麻黃，易引起心悸、心慌。心悸、心慌，用柏子仁1兩，養心，益氣，安神，治失眠，兼抑制乳腺增生，抑制雌激素。化痰用瓜蔞仁1兩，浙貝1兩，瓜蔞仁主治胸中膻中病，還可通便。浙貝化痰兼軟堅，清肝。

痞堅之下必有伏陽，伏邪，少陽易有熱。乳腺癌患者大多是陽虛體質，但是病灶處有局部熱象，所以要清熱，兼清陽明熱，火降血下，用蒲公英1兩。蒲公英被封為草藥皇后，是天然抗生素。能清熱解毒，消癰散結，利濕通淋。常用於乳癰，內癰。能通經下乳，清肝利膽，健胃利尿。劑量大可緩瀉，煎劑可激發免疫功能，為治療乳房疾病重量級用藥。

伏邪常伏於三陰，而三陰是遞進關係。病邪從太陰走到少陰，再走到厥陰，並同時存在三陰的症狀。太陰用薑炭2錢，溫中，並可抑制乳腺增生，可促腎上腺分泌。用甘草2錢，以土蓋火。少陰用肉桂1錢，兼治陰虛。厥陰用橘葉3錢。疏肝氣，用川楝子2錢，兼走少陽。活血，用川七1錢。理氣用醋制青皮3錢，青皮醋制過，還可軟堅散結。

乳腺癌是雌激素太高，選含雄激素的藥，以拮抗。用鹿角霜5至7錢，是含外源性雄激素，並用以通督還陽。用淫羊藿1兩，是含內源性雄激素，填腎精，又可抗抑鬱症。當腫瘤潰破，淫羊藿要減量，或用三稜、莪朮、延胡索、鬱金，以上皆醋製，各3錢，加薑黃、靈芝、蘇木各3錢。

少用含雌激素藥：葛根、菟絲子、木瓜、香附、補骨脂、女貞子、山藥、淡豆豉、升麻、審、雪蛤。

有乳無經，有經無乳，乳房内的乳汁，未充分轉化，下行成經水，留滯成血瘀，用牛膝1兩，通經。預防移轉淋巴系統，用漏蘆1兩，入胃經，能疏經活血通乳，疏筋通脈，清熱解毒，可下乳，治乳癰，淋巴結結核。如果胃口差，加生麥芽2兩。失眠，加生地1兩，或茯苓1兩。隨證加減。一帖藥配起來，可能劑量浪大，可以煮一劑，分2天早晚加熱服。

店長一切聽從醫囑，每周針灸2次。2個月後，回西醫複診檢查，醫生驚爆内幕：乳癌腫瘤縮小至1公分。太驚人了吧！我也浪驚訝！可能是黃金時間内，店長也浪配合之故。醫生說，已不必手術，不必化療，定期追蹤即可。針藥治療3個月後，店長再回診，西醫師莫名其妙，怎麼找不到腫瘤了？勉勉强强測到只有0.2公分。店長喜上眉梢，始終都不敢告訴西醫，她用純中醫治療。店長更不敢輕敵，仍每周保養針灸1次。

所有的朋友，家人都稱讚店長猶如脫胎換骨，個性變開朗，臉上皺紋不知飛哪去了，更年期悄悄的溜過，更見嫵媚女人味。店長說自己因禍得福，人生大翻轉，芥蒂胸中都消盡，掃盡胸中萬斛塵。灑落胸懷見性眞，天涯何處不安生？時值新年，店長輕快的迎向新的人生。

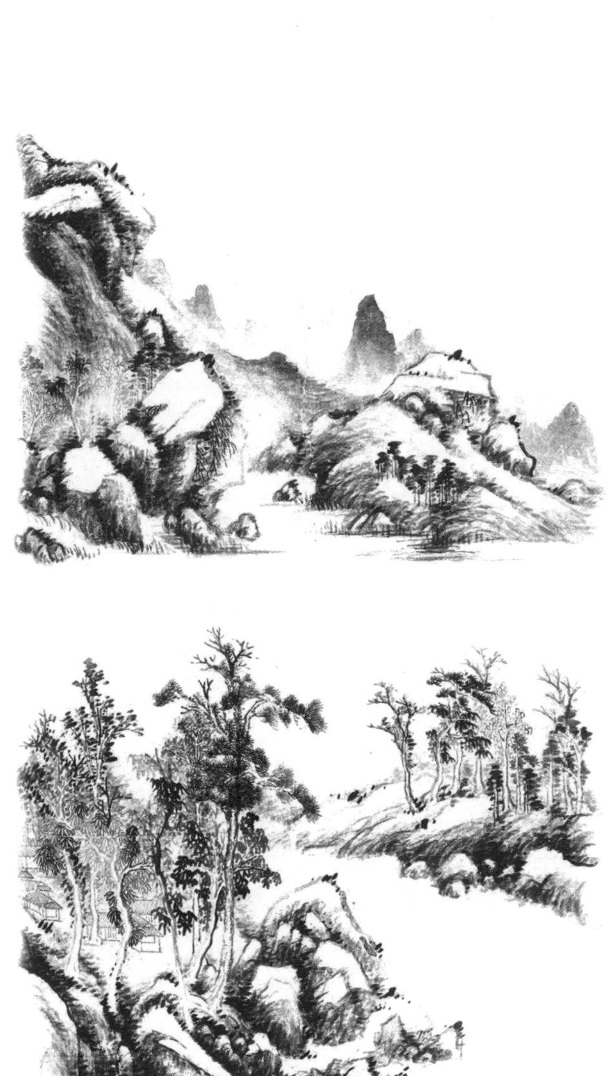

屋漏下著連夜雨

雨和淚有關係嗎？雨是天上佛祖看見天國兒女，墜入凡塵而無法往回返的淚嗎？還是地上地藏王菩薩發願「地獄不空，誓不成佛」的淚呢？嬰幼兒期，無七情困擾，大哭而無淚。成人期受情愫牽引，大悲痛時，卻欲哭無淚。

一位49歲擔任公司中級管理主管的男士，是早產兒，在子宮住了7個多月，以為人間好玩，就迫不及待的破門而出。4歲時父母車禍雙亡，留下他孤苦伶仃，與阿嬤相依為命。18歲時阿嬤駕返瑤池，從此無親無戚，自己打工養活自己，半工半讀的，熬過了大學畢業。

有一次上班，因太累而昏倒，送醫院救治時，竟然發現他患有糖尿病，天哪！此時他才23歲，仰天長嘯問父母，為何棄他而去？搥胸頓足問蒼天，為何風吹雨打加冰雹打擊他？不論怎麼吶喊，日子還是要自己過，孤兒悲愁涕垂，淚只能獨自注肚子裡吞，繼續打拚，縮衣節食，求學求職。

歷經坎坷，飽經風霜，終於長大成人，娶了個美嬌娘，生了一雙可愛的女兒。終於有了自己的家，有親人了，好踏實哦！愛著自己的骨肉，照顧著家庭。一定要給孩子一個溫暖的家，一定要有個美滿的婚姻。因為工作任勞任怨，在公司，從小差工做起，20年來，一路升到中級管理主管。唯一的困擾是糖尿病。

管理人才49歲，糖尿病史就有26年了，糖化血色素高達11。西醫認為糖尿病無法根治，不能治療，只能終身控制。醫生說已到了非打胰島素不可了。命運坎坷，告訴管理人，一定還有其他出路，天無絕人之路，他不想，也不甘願，走上打胰島素的不歸路，此時管理人已瘦了11公斤。

當管理人出現診間時，身高171公分，體重65公斤，瘦長的臉，黑眼眶像小熊貓，眼神銳利帶著疲憊，眼睛會散光，四肢末端常麻，小腿易抽筋，3天大便1次。管理人敘述病情，簡單扼要。我先交代糖尿病應注意事項，和按穴的保養，並說明我處理的方向。針灸，服科學中藥一周後，請他考慮，是否要在我這裡治療，畢竟這麼嚴重的糖尿病，要服水煎劑，療程要以年計。從北部，每周1次來看診，所要花的時間、體力和金錢，自己琢磨一下。

針灸處理：

身經百戰，飽受滄桑的人，最需要什麼？安定和溫暖嗎？安神鎮定，針神庭穴對刺；溫暖心窩，針百會、關元穴。剛針灸完一會兒，管理人的面色，開始開展清亮。堅強的人，背後的辛酸，要如何撫平？來個幸福針，針太衝、合谷穴。此時管理人僵硬的身子，終於鬆了下來，才正式針糖尿病。糖的代謝，與肝膽脾胰腸胃有關，先針足三里、三陰交、陽陵泉穴，第一次針灸，先做整體調整，其他後續再隨證治之。

針灸完，管理人走出針灸房，告訴我，他決定要給我治療。之後，見管理人舌兩側紅，肝火鬱，針太衝、行間穴；眼睛隨著年齡，越來越易酸澀，補肝血，針三陰交穴；視力模糊，針睛明、攢竹、絲竹空穴。49歲了還衝勁十足，肝血腎精暗耗，針三陰交、太谿、湧泉穴。管理人每次來診，都是拖著疲倦的身子，幾次問他，要不要介紹北部醫生，就近治療，他都一口回絕。

治療4個月，糖化血色素降到10，其實效果不明顯，但他卻很滿意。隨著看診次數多了，相處久了，家常話也多了。我問管理人：「你有沒有11點以前睡覺？」他回答：「不可能，每天都忙到12點過後。」我問：「怎麼要加班到那麼晚？」

原來不是加班，而是做家務事。他下班後，要買菜、做晚餐、洗碗，然後拖地、洗衣，再晾衣服。早上一大早，要準備3個女人的早餐，餐後要收拾廚房，整理房間，尤其是2個女兒的房間，弄好了才去上班。

我好奇的問：「你老婆都不分擔家事嗎？女兒都上大學了，房間還要你整理？」管理人說，老婆從不下廚，如果他不做飯，只能吃外賣。如果不幫女兒打掃房間，房間就亂到像狗窩，女兒也不整理，連女兒的內衣褲也是老爸洗的。

我聽了氣憤的說：「那女兒嫁人時，你要不要也一起嫁過去？像你這樣的疼愛，會害了女兒。你沒告訴老婆，你上班也很累嗎？」管理人的眼睛垂了下來，很無奈的樣子！家庭幸福是這樣的嗎？這樣的情結，糖尿病的治療會大受影響。

連續3個月，管理人的血糖，飯前都在250左右，西醫師一直幫他換藥，結果竟跳到300，一直下不來，糖化血色素應該在12以上。醫生幫他換藥後，吃了不舒服，管理人竟乾脆停服西藥。我急得開水煎劑外，再加特製藥粉加强，花了半年，才把糖化血色素穩定到9。

有一天，管理人說他要換工作了，我很驚訝的說：「你都50歲了，工作平穩，為什麼要換工作？」他說朋友挖角，待遇比現在好。我像做媽一樣嘮叨：「不論待遇多好，50歲的人，最好不要輕易換工作。而且50歲還能拿高薪，反常，小心有詐。騙得到的，傷害最大的，往往是親朋好友，和你對他好的人。」我實在不放心。管理人說好朋友的公司，沒問題的啦！他在新單位，一天工作十幾個小時，對前景充滿了憧憬。

過了好一陣子，管理人面容憔悴，滿臉鬱抑，好像瘦了很多，我量他體重，58公斤，竟瘦了7公斤，我問他：「你哪裡不舒服？還是發生了什麼事？」管理人才吱吱唔唔的說，他入新公司已4個月了，都沒領到薪水，大部份員工都離職了。我急得直問：「你為什麼不離職？」

管理人說老闆有講，下個月會先發一部份薪水，最後會全數補上。如果離職了，就拿不到錢。他不敢讓家人知道實情。管理人心情不好，騎機車不小心和人家擦撞，左小腿和腳踝扭挫傷紅腫痛，寸步難行，也忍痛去上班。在黑夜裡崩潰過的人，不是不心疼，只是再忍忍看。管理人上班到第5個月的最後1天，還是沒拿到半毛錢，黯然離職。

50歲了，要去哪找工作？5個月沒領到薪水，老本都花光了，想先到銀行貸款，暫度難關。去到銀行，才發現老婆早已把房子貸款2回了，已欠債300萬。問老婆錢都花到哪裏去了？家庭的大大小小開銷，都是他支付的。老婆只丟下一句：「不知道。」

這回管理人崩潰了！他哽咽的說：「我走不下去了！」說罷，淚如雨下，此時窗外正下著傾盆大雨，好像連老天也心碎的哭了！我輕輕拍拍他的肩膀說：「你要將實情告訴家人，大家一起共渡難關。你還有手，還有腳，還有頭腦，天無絕人之路。要堅强！」

雖然我告訴他，不必煩惱醫藥費，等管理人找到工作時再開始付費，但從此以後，管理人不再來診。我默默的祈求上蒼庇護他，給他勇氣，在漏屋的連夜雨中，撐起一支傘。

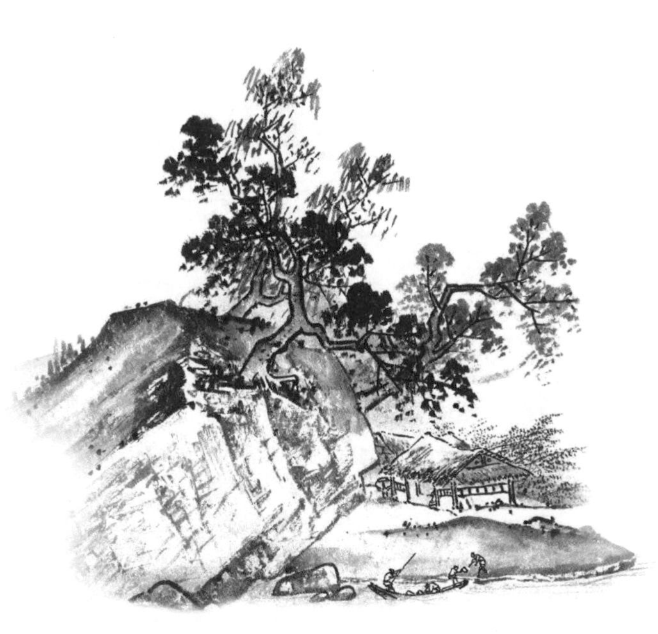

學富五車破了輪

誰不喜歡聰明？自作聰明，自達自通，聰明絕頂，聰明一世。但聰明與智慧之間，有多少距離？聰明與幸福之間，又有多少距離？

一位41歲中小企業老闆，因為足智多謀，運籌帷幄，公司經營小有成就，年輕即事業有成。雖已騰達，卻敏而好學。凡事都要追根究柢，全盤掌握。想選一種運動做為健身操，就將各種運動書籍買來研究。

好不容易最後選定太極拳，立即將國內外有關太極拳的書，全買回來研讀，前後買了100多本，到底哪家哪派的太極拳最好？花了半年都讀完了，成為太極拳專家，最後連一招也沒打過。就這樣他讀的書，上至天文地理，下至公司管理等等知識讀下來，學富五車了。

中年危機要注意健康，做了健康檢查，發現有糖尿病，又開始大量研讀有關糖尿病的學術理論，簡直變成糖尿病專家，他看到西醫治療的副作用及後遺症的報導後，兼求中醫調理。開始踏上尋求治療糖尿病的長途跋涉，所找尋的都是名醫。

沒有針灸，沒有給藥，只開一張處方籤就要2千元，耐心服了1年。再找民間高手，清晨4點就要出門，因為赤腳醫生住山上，只有清晨5到7點看診。就這樣北上南下，上山下海，遍訪名醫，來來去去已5年，糖化血色素卻由8.5升到11，一直瘦下去，已瘦了5公斤。朋友勸他試試針灸。

企業人儀表堂堂出現在診間，身高160公分，體重50公斤，鼻子尖尖的，兩片唇薄，面色蒼白，耳朵小而薄，單眼皮，眼睛狹長，戴著眼睛。當他敘述完病情，我診察過後，交代一下應注意事項，要他飯前飯後30分鐘，按湧泉穴36下後，踮腳尖36下。

「勿喝牛奶，吃飯的順序……」我話還沒講完，企業人就打斷說：「你不必跟我說這些，這些我比你還懂，根本沒屁用。」鼻孔出氣，鼻翼還振動一下，先聲奪人，下馬威。初次見面，要請人治病，也這樣盛氣凌人。

針灸處理：

糖尿病和肝有很大關係，針灸先降企業人的肝火上逆，針太衝穴；糖尿病的中焦運化失序，承上啓下的中軸運轉受阻，針中脘、合谷、足三里穴；企業人面白，舌質淡，舌苔白潤，舌邊有齒印，脾虛有濕，針三陰交、陰陵泉穴；氣血不足，針公孫、三陰交穴；糖尿病病久及腎，截斷去路，而且他的耳輪薄而枯，是腎經虧虛的表徵，補腎，針百會、關元穴；糖尿病所引起的視力差，針睛明、太陽穴。

針灸完企業人氣色紅潤多了。

第2次針灸，我向他打個招呼，並問企業人：「你好嗎？」通常是關心問候之意，也問看看，有沒有其他不舒服的地方，順便一起治療。他一語不發，手指著頭，示意叫我直接針灸，眼神輕世傲物，好像說：「少囉嗦！直接針就好。」

這樣的看病態度，針灸行氣難達病所。之後，企業人來針灸，我一樣先跟他打招呼，一樣問候，期盼滴水穿石。他都是一樣，不理不睬，不可一世，頑石不靈。

幫他治療壓力很大，時不時就突然冒出損人的話。

第5次針灸，企業人主動提出要吃藥。我正在開方時，他看了一下就說：「你開的那些方子，我都吃過了，也都研究過了，都沒效，不必開了。」有這樣看病的態度嗎？我回答：「藥方一樣，配伍加減不一樣，劑量不一樣，效果就不一樣。你既然那麼懂糖尿病，那你自己治療自己就好，不必來看診。」瞬間火山爆發，企業人像轟炸機一樣，炮轟著他的治病過程，咳痰成珠，出口成章，煞是嚇人！

有一天，企業人帶老媽來看診，腰椎間盤突出，壓迫到神經，左腰到腿都酸麻，腰腳無力。從沒有針灸過的老媽，一看到針灸就害怕，我已儘量輕刺激了，老媽還是哀哀叫。企業人立馬聲色俱厲，用台語說：「叫什麼叫！」咄咄逼人，老媽好像受到驚嚇，滿臉恐懼，彎曲著身子。我趕緊緊握著老媽的手，用台語說：「阿母，惜惜哦！免驚，勇敢一點，才會好的比較快。」

第2次企業人帶老媽來針灸，老媽還是哀哀叫。企業人立刻大聲吆喝：「要死了啊？叫那麼大聲！」三字經隨即奉上。平日他擺臉色給我看，就當做提高心性的磨鍊，心裡默念「法輪大法好」，化解負物質。但看到企業人對老媽的惡劣態度，我實在看不下去，馬上回應：「你怎麼這樣對老媽說話？」後來，他乾脆不帶老媽來看診。

有一天，企業人拿檢驗報告來質問我：「治療那麼久，為什麼我糖化血色素都沒降？」眼神殺氣十足，我回答說：「眞是抱歉！我是治不好你的病，你也不肯讓我治病，早就要你另請高明。雖然如此，你的精神變好，身體沒什麼不舒服。」

停了一下，我接著說：「不論如何，我要提醒你，你太聰明了，反應過人，反應過强。其實你自己，才是你自己最好的醫生，你的態度性情決定你的療效。糖尿病是胰臟快硬化了，而不能正常工作，胰臟問題的前提，是肝太累了，糖尿病受肝受情緒影響很大，你老看人不順眼，老用言語鞭人。」企業人第一次，他的伶牙俐嘴，沒放馬過來。

我繼續破釜沉舟的說：「要你配合的事項，你不屑。要開藥，你主觀意識强，意見多，自視甚高。你對醫生不尊重，而且我幫你針灸那麼久了，跟你打招呼，你從不回應，從來沒說過一次謝謝。這也就算了，你對老媽惡言相向，老媽走路那麼不穩，也不扶她一下，那麼不孝。我告訴你，要想病好，要用德來和老天交換的，福田要用善心來種的。」學富五車又如何？車下輪子破了，還能怎麼樣？許多醫理眞義的玄妙，常在文字之外，豈是聰明可得？

好一陣子企業人都沒出現，不知道他對老媽態度，有沒有好一點？當企業人再來門診時，糖化血色素12.9，他停服西藥。以後每周針灸一次，開始服水煎劑。企業人放下對指數的恐懼，不再去檢查血糖指數。幾年過去了，人變斯文，態度性情變溫和，長了肉，氣色轉潤，身體沒有什麼不適。

心肝寶貝

一句「心肝寶貝」，充滿了多少寵愛、甜蜜、溫馨與重視。五行中，肝是木，心是火，木生火，肝是心臟的母親。怎樣的心，才能被肝當寶貝？將心比心，心心相印？還是心地光明，童心未泯？或是蕙質蘭心，佛眼佛心？怎樣的肝，才會讓心當寶貝？剖肝泣血，俠肝義膽？千萬別抓心抓肝，撲心撲肝。

一位56歲的董事長夫人，從事傢俱行業，在國內外擁有4家公司，理應打扮入時，心花怒放，稱心快意，好好享受成功與財富。可是卻被商場勾心鬥角，狼心狗肺，財迷心竅，心懷鬼胎的人，整得萬劍攢心，痛澈心腑。加上老公的健康，獨子瘦弱的身子和婚姻，都讓董娘牽腸掛肚，雪操冰心。如此刺心裂肝，如何寶貝得了？

董娘患失眠，頭暈，眼花，心悸，腹脹，大便不暢，易疲勞，於是到醫院去檢查，醫生說是中度脂肪肝。董娘聽說脂肪肝沒什麼大礙，能撐就撐。並親自下海擔任公司會計，便於監督、操盤，成為推動世界搖籃的手。

脂肪肝到底是怎麼回事？

是肝的脂肪代謝有了問題，也就是血中帶的脂肪酸，超過肝細胞可以處理的承載度，肝無法順利將三酸甘油脂，以脂蛋白的形式排出。排不出去的三酸甘油脂，就以油泡的型式，堆積在肝細胞質內。只要三酸甘油脂的含量，超過肝重量的5%以上，就稱為脂肪肝，民間說是肝包油。

脂肪肝是當今最常見的肝病，單純肝的脂肪堆積，對肝影響不大，但其中有1/10的人可能發展為脂性肝炎，有1/3~1/4的人演變成肝纖維化，不幸的話，會走向肝硬化，甚至肝癌。國內脂肪肝盛行率為26%~34%，每2~3人就有1人得病。成人20%有脂肪肝，分布在40~49歲最壯之年最多。男女比例相當。而且國家未來主人翁，2%兒童青少年有脂肪肝，真令人憂心忡忡啊！

腹部脂肪溶解後，經靜脈流到肝，比起皮下、四肢、臀部的脂肪回流，對肝的影響最大。所以中廣身材的人，腰圍就很重要。肥胖的人，6～7成有脂肪肝。瘦子也別高興太早，膽固醇代謝異常的瘦子，有10%有脂肪肝。減重和運動成為對抗脂肪肝的最佳利器。

董娘說她沒什麼時間運動，問我可不可以快速減重？我說：「慢慢來比較快，急症才治標，治病要治本。」長時間饑餓，易使維他命C、E下降。每周減重，如果超過1.6公斤，易損傷肝組織，快速減重，得不償失。最安全的減量，是每周減0.5公斤，最重要是持之以恆。更重要的是攝取均衡營養，勿飲冰品涼食，勿暴飲暴食。每天晚上11點以前要睡覺。

「不要過量飲酒，男性每天平均飲含酒精飲料，不要超過30cc，女性不要超過20cc。易開罐啤酒2罐即含20cc酒精，真不過癮，那喝酒有什麼意思？不是品酒，乾脆不喝算了。董娘聽了直搖頭，好像很難做到，有什麼比有「助夫相」，成為成功男人背後的女人，更大的稱讚與驕傲？真是心腹之患啊！

針灸處理：

脂肪肝在中醫認為是痰濕瘀所致。腹部脂肪較易沉積在帶脈，疏通帶脈，針足臨泣穴。百會到會陰穴，是人體內在中軸線，外有子午線，將子午周天疏通，中軸就會運轉順利，以便將廢物，從口，從大小二便排出，針百會、中脘、氣海、關元、湧泉穴。祛痰，針豐隆、足三里穴。董娘舌頭兩側腫大，舌質色稍青紫，眼內眥有血絲，皆為瘀象，針血海、三陰交穴。

痰之前，先有水濕飲症，去飲除濕，針合谷、陰陵泉、上巨虛穴。肝主疏泄，肝經條達，才能將脂肪代謝，順利疏泄，針太衝，陽陵泉穴。養陽水生肝木，增强肝功能，針膀胱經的通谷穴。心裡有疙瘩，肝就有疙瘩，情緒管理最重要，穩定情緒，針印堂、太陽穴，皆由上往下進針。

儘管我苦口婆心，請君多珍重。董娘瀝膽披肝，在商場上常大動肝火，也肝膽過人，小心翼翼的扶正江山，公司事業蒸蒸日上，董娘就是沒時間來看診。針灸都是有一搭沒一搭的。過了一年，近期感覺特別容易疲勞，易腹脹，食欲不好，才想到去醫院複檢，醫生說，已演成初級肝硬化，肝的組織已開始纖維化。這怎麼得了？還不到60歲呢！董娘心如刀割，心蕩神搖，難道辛苦賺錢，拿來住頭等病房？睡那個永遠不屬於自己且最貴的床？我狠狠的加上一句：「不只這樣，難道妳要拱手把江山，把老公讓給另一個女人享用，讓別人坐享其成？」錐心刺骨，當頭棒喝，重鎚之下，能否點醒夢中人？

身經百戰的董娘，第一次目眶含淚，看起來比較像女人，嫵媚多了。來診時，也把董事長老公，經理兒子一起帶上，一起調理身體。忙的時候也曾2、3個月不見人影。就這樣，寶貝獨子，瘦乾巴又鼻子過敏，不但調好了，長肉了，也娶妻生子。香火有續，董娘更是了一樁心願。董事長生龍活虎的活躍商界，自從有了第三代，含飴弄孫，反而返老還童。

大家好像都忘記了肝硬化這件事。有一天來診，我問董娘近況如何？她才抽空去醫院檢查，醫生說她的肝功能指數正常，肝的外觀很漂亮，已恢復正常。心肝寶貝，寶貝心肝。董娘重現中年風韻，華貴風姿，迎接彩色人生。

披肝瀝膽

人生走到盡頭，要選擇什麼方式回老家？命如果不可改，運是否可做選擇？是個性剛烈易得肝病？還是患肝病的人，易性格剛烈？個性也是一種選擇嗎？

一位57歲的公司經理，肝膽過人，在工務單位，以喝酒應酬解勞慰勞，好像是家常便飯。上班午宴、晚宴、大酌小飲，都離不開酒，連放假也沒錯過。每天泡在酒池中，這是酒文化嗎？但業務一點都不耽擱，都如期完成任務。一次體檢，驗出酒精肝所致肝癌，已末期，儘管有些員工，對其雷厲風行作風，有各種的不滿，可是人生最後一程，卻使所有的人震驚，灑淚！

當經理知道末日已到，交代家人：最後不氣切，不插管，不急救。提早辦理退休，在家休養，謝絕一切訪客，不接受治療，抓心撓肝的，癌末的劇痛也獨吞了。民俗有一種說法：將往生者，不能臥床上，要移睡地上。這位經理，感到黑白無常已來接人，自動鋪草蓆，睡客廳地板上，肝腦塗地，5天後，傲然揮別紅塵，一杯黃土伴英雄！

一位78歲的農家伯，這般高齡還不認老，還穿梭在農田中，無視於肝硬化的診斷，子女力勸賣掉農田，在家休養，老爸都强烈拒絕，翻臉，就這樣笑傲江湖，已10年。農伯對土地之熱愛，雖然有請人幫忙，仍披肝瀝膽的，撲心撲肝的下田工作。最後熬不過病魔的牽拖，已出現下肢水腫無力，腳的傷口，久久無法癒合，常滲出組織液，吃不下、常便秘，肚子脹，腹部一天天大起來。

兒子硬拖著固執的老爸去檢查。醫生診斷：是肝硬化引起腹水，血紅素7，隨時可能會休克。淌洋在大自然的老爸，對醫院狹窄的空間，撲鼻濃烈難聞的藥水味，無法接受，堅持出院。

住在火車南迴線上的農伯，到高鐵站，要花1小時車程，從高鐵坐到台中，還要花1個小時左右，對重症病人，是如此遙遠而艱辛。當農伯坐輪椅，出現在診間時，病懨懨的連頭都抬不起來。臉、眼睛、手都是暗黃色，沉重的眼皮張不開來，小腿咖啡色，幾處整塊黑色，有的皮膚潰爛，皮膚癢，又無力抓癢。

瘦骨如柴，卻腹水鼓脹，說話吃力微喘。肝無法排出的毒素已流竄到肺部，從嘴中呼出的味道像糞便味，像剛往生者屍體發出的臭味。雙手掌兩側紅斑，連手5指根部也都泛紅。光是望診，即見預後不良，落日將沉入西山。

針灸處理：

我問阿伯要不要針灸？他點點頭。阿伯生命如微弱燭光，如何能承受針感？此時只能症狀治療。先請諸神安位，爭取點時間，針百會穴；皮膚潰瘍，針曲池、血海穴；肝病要實脾，健脾，針三陰交穴；腹水也由三陰交穴代打；肝本病，只針太衝穴。一邊針一邊觀察阿伯的臉色，再決定是否繼續針。

阿伯真的很堅韌，一點都不畏懼。針灸完，由老婆推著輪椅出去，我請兒子留步，告訴他：「老爸可能過不了年。」兒子馬上問：「是新曆年？還是舊曆年？」我回答：「看起來是拖不過3個月，可能連新曆年都過不了。還有，老爸生命不多了，多陪陪老人家，來我這裡路途太遠太顛簸，對爸媽都很折磨，況且我的醫術有限，我無能為力。」就介紹南部名醫就近治療。

沒料到，阿伯次周竟然回診，他覺得精神有好一點，有點食欲了，說要給我調理。我再三力勸阿伯就近治療。老爸固執，誰也拗不過他，不肯給西醫看，也不肯給其他醫生看。只好託人載阿伯夫妻到高鐵站，3個兒子都住北部，每周輪流到高鐵站，接兩老來看診，看完診再送去坐高鐵，南部那頭再請人接送回家，那麼麻煩又折騰。

肝硬化是什麼狀況？

即肝的代謝，解毒功能下降，肝纖維組織增生，肝被纖維組織分割成許多小結，肝的表面凹凸不平，粗糙，變硬，像木板、石頭，硬梆梆。肝組織被纖維組織取代，無法工作，肝細胞大量或長期壞死，使得肝功能喪失。肝細胞為什麼會變成纖維組織？

至今肝硬化的病理不明，可怕的是肝纖維一旦形成，就無法消失，不可逆。肝硬化西醫至今無法治癒，只能症狀治療，減少併發症，減緩病程的發展。肝硬化一旦出現腹水，15%患者，在一年內死亡。44%患者，在5年內死亡。

為什麼會肝硬化？

有哪些元凶攻佔肝工廠？病毒誘發為主因，C型肝炎病毒比B型更易演為肝硬化。全國有300多萬B肝帶原者，有30萬C肝患者。還有非酒精性脂肪肝，長期酗酒所致酒精性肝病。另外少數膽管阻塞，心臟衰竭，接觸有毒化學物質，自體免疫系統病，藥物中毒，血色素沉積，先天性銅離子代謝異常，也難逃嫌疑。

肝硬化會出現什麼指徵或症狀？

其實肝硬化早、中期沒什麼特別症狀，到了末期，症狀頻出。因為內分泌代謝失調，雌激素升高，出現男性女乳症，睪丸萎縮，停經等賀爾蒙異常現象。最常見到皮膚的變化，是蜘蛛症，長在臉、頸、肩膀、上臂、手背、前胸、肚子。

檢測是否為蜘蛛痣：按痣的中點，四周成輻射狀小血管褪色，放手後會恢復原狀。在青春期，妊娠期出現的蜘蛛痣，為生理現象，非肝硬化指徵。

因為血管擴張充血，手掌兩側，大小魚際處有紅斑，俗稱肝掌。但有肝掌不一定有肝硬化，是肝不藏血的紅燈信號。因皮脂腺萎縮，造成皮膚乾癢。當肝硬化嚴重時，跟著脾腫大，機能亢進，造成血小板、白血球減少，易貧血，牙易出血，皮膚易瘀青，腹部有青色血管，異常出血。伴隨易疲倦，納差，噁心，想吐，右上腹痛。

肝硬化的併發症似乎更可怕：

❖黃疸：因為膽管阻塞，膽汁無法流到腸道，而流入血液循環，使得皮膚、黏膜色變黃，成黃疸。血中膽紅素越高，眼睛越黃。如果是吃太多含胡蘿蔔素食物，其沉澱所造成的皮膚黃，眼白不黃，停吃該類食物，黃就退了。

❖食道靜脈曲張：肝硬化，使流入肝的血液阻力增加，肝門靜脈壓力隨之增高，即肝門靜脈高壓。胃腸的血不易經肝門靜脈流到肝，受阻撓的血流，另尋出口，轉而回堵到胃食道靜脈，使其曲張成靜脈瘤，一旦堵到血管破裂，就會造成大出血，吐血，解黑便，甚至休克，很危險。

沒有肝硬化者，亦有可能長胃食道靜脈瘤。胃食道靜脈瘤，死亡率20%～30%。

肝硬化3年者，有1/3食道靜脈曲張，其中有1/3出血。第一次出血死亡率20%。

❖腹水：肝門靜脈壓力高，加上肝製造蛋白質不足，水道關閉白蛋白不足，就會引起腹水，下肢水腫。因肝門靜脈壓力升高，引起胃腸道瘀血水腫，消化液分泌異常，造成食物消化吸收不完全，在腸道發酵、腐敗、產氣，而產生頑固性腹脹，影響食欲。晚期伴有胸水。易併發細菌性腹膜炎，引起發高燒，劇烈腹痛。甚至引起菌血症，敗血症，嚴重時休克死亡。

❖肝腎病變：腹水，下肢水腫，甚至尿少，血中尿素氮，肌酸酐濃度升高，引發腎功能惡化。

❖肝腦病變：肝原本是解毒大工廠，一旦肝硬化，解毒功能下降或喪失，無法代謝的毒素沉積在血液，或流注腦中，抑制腦細胞活性，引起腦病變，人變得反應遲鈍，記憶力減退，睡眠型態和個性跟著異常，出現不合宜舉止，對人時地混淆，甚至木僵，嚴重時會昏迷，稱為肝昏迷。

❖肝癌：肝硬化每年平均5%演成肝癌，2018年肝癌成為台灣十大癌症死亡原因第二位。男多於女，每年約1萬3千人死於慢性肝炎，肝硬化，肝癌。

眼前的阿伯，雖可簡單談話，仍未脫離險境，危機四伏。針灸加補脾胃，試圖增强肝合成白蛋白的能力，減緩水腫，阿伯才會舒服一點，針足三里、公孫穴；增加水液代謝功能，使水生木，針陰陵泉、太谿穴。靜待觀察。一個半月後，阿伯竟精神大好轉，大放厥辭，暢談當年勇，食欲也增加了。

重病人索食物，會不會是病危除中現象？阿伯竟迫不及待，騎車到田裡去東摸西摸的。兒子說的開心，我聽了眉頭緊皺。好不容易扳回一點陽氣，阿伯以為好很多了，就開心的耗掉，那僅有稀少珍貴的腎精。人體在存亡危急之秋，腎上腺會全力傾巢而出，大量釋放，到了厥陰期的存亡關頭，過不了關，就是迴光返照。

不到一個星期，阿伯又像洩了氣的皮球，萎不成形，腹水再度撐起一片苦海。我慎重的、嚴肅的告知兒子，千萬要就近治療，免得老爸奔波勞累，加速耗掉他的陽氣，連老媽也一起受苦。但老爸有時狀況又變好，3個兒子和爸媽開家庭會議，最後決定在台中找房子，就近治療。

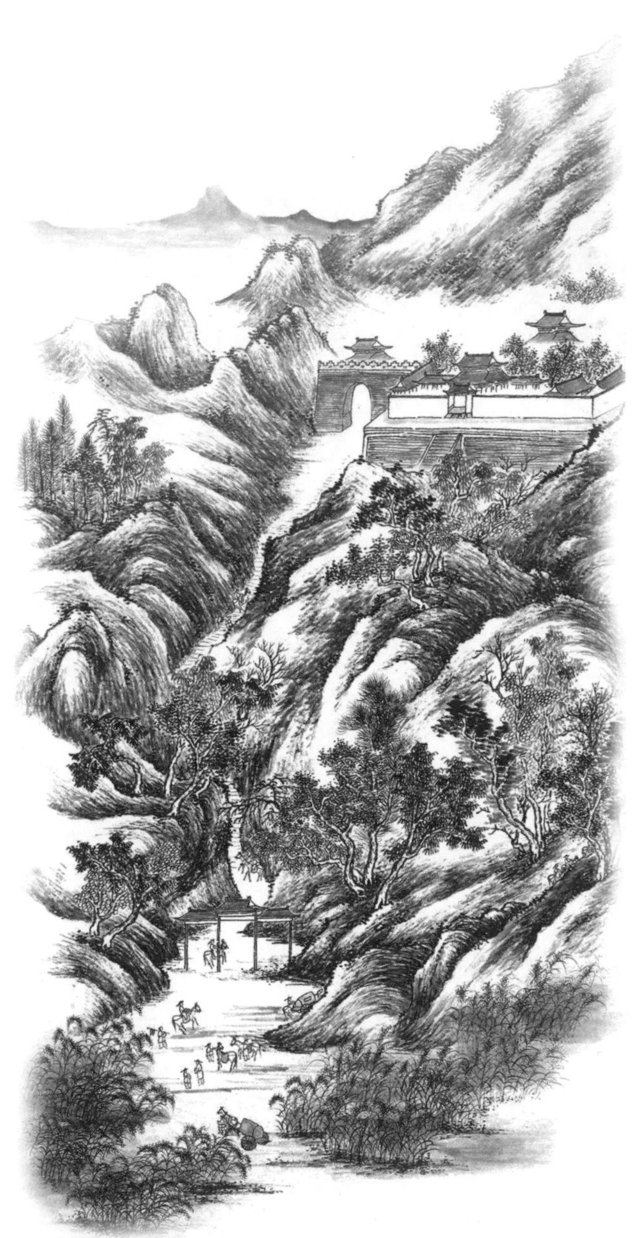

當死亡來臨時，是不會敲門的。就在一切都打點好時，人算難逃天算，聖誕節鈴聲尚未響起，閻王爺召集令到，刺心裂肝、剖肝泣血，嗚呼哀哉！

來處來 去處去

人對生病應該有什麼態度？來就來，去就去？人對生命應該有什麼態度？來處來，去處去？

一位董娘，從小就身體不好，吃藥好像變成家常便飯。是父母的掌上明珠，倍受疼愛，讀書一路順利到高中畢業。體重70公斤，身高151公分。除了圓圓的眼睛，圓潤潤的臉，和圓滾滾的身材，長相好像不是那麼漂亮，可就是嫁了個白馬王子，乘龍快婿。夫婿事業蒸蒸日上。令人稱羨的是伉儷情深，先生家財萬貫，卻三千寵愛在她身，任憑弱水三千，只取一瓢飲。不會是灰姑娘童話故事的現代版吧？結局如何？從此過著幸福快樂的日子？

董娘從不需做家事，尊榮坐享其成。但是董娘的健康沒有隨著幸福而陽光，這是上帝的旨意嗎？還是人不可能十全十美？58歲的董娘由先生專程從北部載她來看診。檢驗單上滿江紅：尿素氮97（正常值20mg／dl），肌酸酐7.89（正常值0.6～1.2毫克）腎小球過濾率5.21（正常值＞60），尿蛋白3＋，還有糖尿病。病屬腎功能衰竭第五期，末期腎臟病變。董娘下肢浮腫，走路吃力，微喘，常咳嗽，腹脹，頭脹，食欲差，眼睛模糊。先生總是隨侍在側，一下牽她手，一下扶她身子，煞是幸福的場景。

董娘好像醫生看多了，針也打多了，針灸時一點都不害怕。董娘先天腎氣不足，後天脾氣失調，先後天得一起調。那雍容華貴的身材，其實是脾虛，腎虛，心臟無力，無法排出多餘的水、痰、脂肪所造成的浮腫虛胖，骨肉不相稱。

久病及腎，腎是久病的終結者，必先是五臟六腑失調了，最後才在底線腎上掙扎。水是封藏之本，水不能生木，筋易攣，眼睛易模糊。木不能生火，陽氣易陷，易倦怠無力。火不能生土，常腹脹，食欲差；土不能生金，動不動就喘咳。水火不能既濟，心腎不交又造成失眠。

針灸處理：

先補陽氣，穩住指揮中樞，針百會穴；强心，既濟腎水，針內關、大陵穴；中土運轉失序，東升西降氣機受阻，腹脹、噁心、想吐、吃不下，針內關、公孫穴；助肝臟解毒、藏血功能，針太衝、三陰交穴；補腎之作强能力，針關元、湧泉穴；加强水液代謝，針陰陵泉、太谿穴；加强解腎毒，針築賓、湧泉穴。

健脾以土制水，針足三里、三陰交穴；濕熱下注水腫，針內庭穴；增加尿液排出量，針湧泉、公孫、然谷穴；助金生眞水，針肺經列缺穴。四肢筋骨不利，針合谷、太衝、陽陵泉穴。

特別囑咐：

請董娘自行溫灸脾俞、腎俞穴。自行揉按湧泉、太谿、陽陵泉穴。空掌拍關元穴108下，早晚各做一次。有空多走路，走路可以降血糖。飯前飯後按湧泉穴36下，或踮腳尖上下36下。吃飯順序：湯、肉、菜、飯。先喝湯2口，吃肉咀嚼30下，吃菜，吃飯，第五口隨意。如此吃法，消化酶較完整，充分消化食物，減少血中糖質留滯。

一周針灸2次，第4周，先生看愛妻氣色好轉，就在附近住旅館，連續針灸5天。一個月下來，尿素氮下降到75.9，肌酸肝降到7.2，腎絲球過濾率上升到6，體重由71.5公斤減到67.8公斤，人輕快多了。先生看愛妻精神體力好轉，帶著藥，帶著她出國玩一個月。第4個月，尿素氮再降到56.8，肌酸酐再降到5.31，腎絲球過濾率直升到9，真是千辛萬苦的成績。

第5個月，先生事業繁忙，只來針灸4次，董娘常感冒服西藥，停服中藥。指數馬上回彈，尿素氮上升到68，肌酸酐上竄到6.1，腎絲球過濾率回降到8。過年到了，吃吃喝喝不忌口，尿素氮飆到86.8，肌酸酐6.4，腎絲球過濾率維持原狀8。

過年後，一整月未針灸，未服中藥，只服西藥，尿素氮驚人的發飆到117，肌酸酐跳到8，腎絲球過濾率回到原點5。之後，先生太忙無法抽身。先生有空才會見到董娘人影；先生沒空，不放心他人載，董娘就缺席。腎功能指數就這樣上上下下擺盪，董娘的體力和心情也跟著上上下下搖擺。

一年後，董娘59歲，60大壽前的9字關，很敏感。這人生的抉擇該何去何從？

先生不想讓愛妻走上洗腎的地步，竟帶她遊走天下，到世界各地名勝去玩，以為這樣對病情有利。老婆能走就走，不能走就坐輪椅，輪椅能推的他就推，不能推的就請人背，連黃山也就這樣背她上山，縱覽天下美景。

先生的想法像孫悟空一樣翻筋斗，大反其道，令人匪夷所思！這個世界很大，大到可涵蓋所有的辛酸滄桑；這個世界很小，小到每個人只生活在酸甜苦辣之中。

董娘出國玩回來，就來保養。我聽了很觸動，告訴先生，這樣玩，會把老婆所剩不多的腎精耗掉，她還有治療空間。就算最壞走到洗腎地步，只要保養得宜，還可以活很長時間。洗腎病人活20幾年的，也時有所聞，雖然生活品質較差，但至少活著啊！

在針灸時，我輕聲的問董娘：「這樣玩，妳累不累？」董娘點點頭，我再問：「這樣玩，妳喜歡嗎？妳自己願意嗎？」生病後從沒怨言的董娘，半天不回答，夫君的愛意，盛情難卻。

59歲的大關卡，先生不想愛妻困於病床，更不忍心讓妻洗腎，還有多少生命來耗？與其苟延殘喘，不如從容燃燒。人生太苦了，再度逍遙遊於國外各名勝之間，揚帆放歌，千里煙波，淋不濕的腳印，放蕩江湖。玩到生命的終點，作為旅遊的終點。盡情的燃燒靈魂，寧可玩死，不要病死。

遙望天空，遙想著那對夫妻，又玩到哪個國家了？試想，說不定放下對疾病的恐懼，反而戰勝病魔，不再任病魔擺佈。來處來，去處去，人生瀟洒走一回！

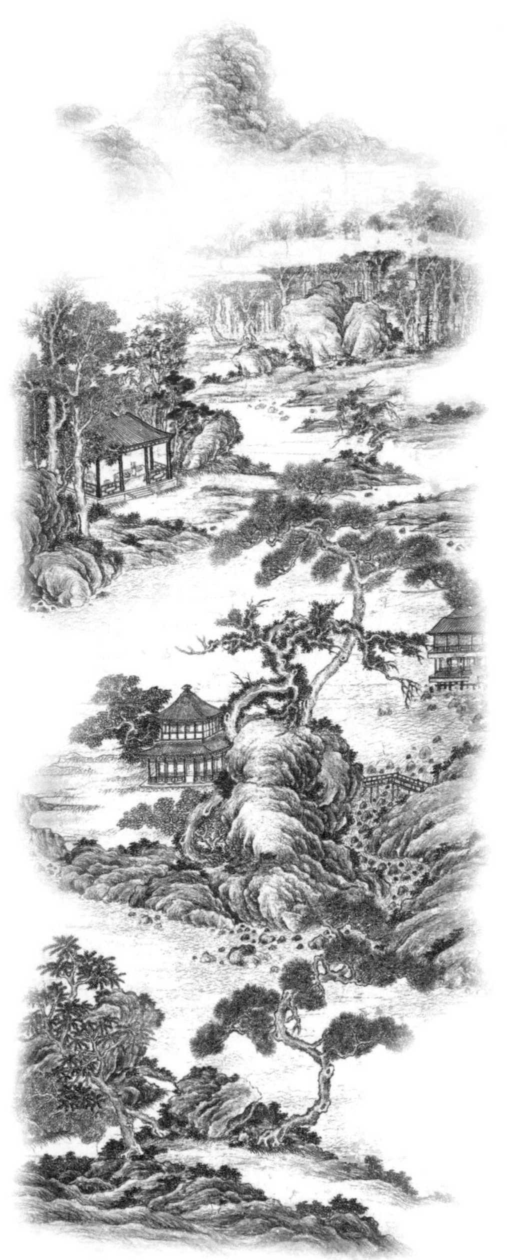

濃霜深覆殘雪中

凡事都有個「度」，人體運作更是如此，機體有個運作法度，超過或不及「度」的範圍，就會出問題。例如內分泌的濃度失序，外邪入侵，可能招釁，使機體遭風霜雨雪亂飛，雪泥霜爪浸淫，在窘境中，誰能傲雪凌霜？

一位48歲女性媒體人，經驗豐富，頗受上級器重，運籌帷幄，總攬全局。多年來都是披星戴月的奮鬥，事業順利。近期左腰部疼痛，有時腹瀉，咽中老是有異物感，四肢冰冷有時麻。有一天，一陣暈眩，幾近昏倒，全身無力，發燒，同事見狀，急送大醫院急診。

理學檢查：體溫38度C，血壓132／63，白血球17.15（正常值3.78～4.99），血小板114（正常值150～360），血漿蛋白380（正常值0～10）嗜中性球92.5（正常值38.3～71.1），嗜酸性球0.0%（正常值21.3～50.2），以上數字皆是體內受到感染的指標。

紅血球3.73（正常值10.8～14.9），血色素11（女性正常值11.5～18）嗜鹼性球14.5（正常值21.3～50.2），以上數據表示有貧血狀況。酸鹼值5（小於7為酸性，大於7為鹼性），酮體3.2（正常值0.6）易酸中毒，尿糖3＋，血糖563，以上數字為糖尿病的指標。白蛋白2.7（正常值3.5～5.2），太低易水腫。尿素氮18（正常值7～20），肌酸酐1.7（正常值0.5～1），腎絲球過濾率32.26，為腎臟衰竭第3期，即中度腎衰竭。醫生診斷為：泌尿道感染，急性腎盂腎炎，糖尿病，由感染科收入住院治療。

住院後，主治醫師說血糖值太高，要打胰島素針，昏沉全身無力的媒體人，一聽到要打胰島素，馬上驚醒，頭一陣暈，覺得好害怕哦！想想自己原來沒有糖尿病的啊！血糖563的數字是什麼意思？沒概念，就拒絕施打該針。醫生真沒見過這樣不配合的病人，醫生只好改用藥物口服治療。

到底哪裡受到感染？要進一步做電腦斷層掃描，檢查結果發現左腎有陰影，腎內有膿瘍，醫生說要開刀切除左腎。媒體人一聽，什麼？只是膿瘍就要把腎切除，哪裡有問題就切除哪裡，這是什麼邏輯的治療？哦！好可怕呀！媒體人第2

度斷然拒絕醫生的處理，醫生改裝腎引流管，引出膿液。媒體人持續發燒，睡冰枕，打抗生素。

14天後，再用核磁共振掃描複查，左腎仍有陰影，仍有膿瘍，膿液有減少，體溫仍在38～39度間振盪。血色素降到8.4，醫生說要輸血。媒體人雖發燒，頭腦思緒仍敏捷，覺得自己除了頭暈，很累，全身稍無力外，還沒急迫到要輸血，聽說輸血會有很多後遺症，媒體人第3度拒絕醫生的處置。

一個月後，糖化血色素8.3%（正常值4%～6%），尿素氮15，肌酸酐0.8，腎絲球過濾率77.22，腎功能恢復正常。白血球8.26，血色素9.8，數字回升，病情改善。40天後，還是斷斷續續的發燒，腎仍有膿液，病情陷入膠著。可是公司上下急如熱鍋螞蟻，重大節慶的節日即將到來，往常都是這位媒體人操盤，這該怎麼辦？

董事長急得幾度來電諮詢，可是人在醫院，什麼忙也幫不上。雖然醫生說腎仍有膿水，不宜出院。春節窗外爆竹聲聲響，聲聲都在糾心結。媒體人請求醫生拔除引流管，毅然出院，結束43天的夢魘。醫生開具出院診斷書，病名是：敗血症，左腎膿瘍，糖尿病酮酸血症，低蛋白血症。並開了消炎藥，降血糖藥。

媒體人從北部南下，踩著沉重的步代，走進門診室，雙腳水腫，還在發燒，37.5度低燒。抗生素、冰枕，把她的臉色，變成如雨天的濛濛灰暗，眼睛凹陷，眼神迷茫。久服抗生素，干擾賀爾蒙運作，使得月經淋漓不止，有如子宮漏水，有時經量很大，下腹痛。腎膿水還在細水長流，腰痛。肝血腎水滋養不了眼睛而模糊，貧血，加上更年期障礙，眞是怵目驚心啊！

針灸處理：

先提下陷的陽氣，針百會穴；補元氣好作戰，針氣海、關元穴；一路提氣上升後，針肺經以收斂，肅降以使金生水，針列缺穴；中土是氣機運轉樞紐，使土生金，助土克腎中膿水，針足三里；消水腫，針陽陵泉、太谿穴；解毒，針築賓穴；月經淋漓，針百會、血海、三陰交穴。教媒體人自行拍關元穴108下，按陰陵泉、太谿、築賓穴，各按36下，照三餐做，比較不會忘記。

處方用藥：

科學中藥2組。一組眞武湯，加銀花，連翹，蒲公英，魚腥草，補腎强心，解腎膿瘍毒，飯前服。另一組：歸脾湯，補中益氣湯，芎歸膠艾湯，飯後服，治療惱人的更年期，月經異常淋漓不止。

膿瘍是實熱證，但久服抗生素，因實致虛，所以調動寒熱、升降、補瀉部隊共竟其功。糖尿數值，推斷肝腎傷所致，所以治腎即可，擒賊先擒王，暫時不處理糖尿問題。白蛋白為肝所製，肝腎同源，低白蛋白症的問題，從腎治肝。

特別囑咐：

早晚勿食水果，安全水果以芭樂、百香果為宜，嚴禁冰品冷飲，喝水小口小口喝，晚上11點前要睡覺，讓腎皮質激素進入合成代謝。增强腎功能助腎解毒食療：荔枝内種子7粒，拍碎布包，一副豬腰，除其内白筋，切片，加第2次洗米水2碗，電鍋蒸30分鐘，喝湯吃豬腰半副，連吃3天，之後一周1次，連服3個月。

服藥3天後，下肢水腫減緩，已不發燒了。因公司業務緊逼，媒體人用意志克服倦怠，重返工作崗位，自行停服所有西藥。改服水煎劑。

處方用藥：

以眞武湯為主，其中白朮可升高白蛋白，使出經之水回流管中，又可補土，助土的運化，用量至少1兩。以土克水，加茯苓，健脾利水，以消水腫。附子强心，增加心輸出量，有類皮質激素樣作用，把下沉的水，收回正道。

芍藥，像俠女一樣神秘，可養血，兼利小便，有收斂氣向下，入水封藏，眞妙啊！生薑，溫散水氣，向上升浮。以藥性的升降浮沉，形成一圓運動。最後請出膿瘍剋星：乳香、沒藥、土茯苓、銀花、連翹等五大金鋼，直搗黃龍，銳不可當。其中土茯苓是下焦濕毒專藥，至少用1兩，加魚腥草、蒲公英解毒。水煎劑早晚空腹服。另開科學中藥，歸脾湯，加溫經湯，調更年期月經紊亂，三餐飯後服。

一周後，媒體人的尿液不再混濁，腰不酸，腹不痛，飯前血糖102，但因月經淋漓太久，失血而貧血，一時還補不回來，人還是容易累，再調2個月，更年期症狀大致穩定，停服所有的藥。媒體人自覺已恢復活力，濃霜殘雪，一掃而光，又在事業上大展身手，日後定期來保養半年。

甜蜜的負擔

2018年台灣有27萬人結婚，有400多萬青壯年沒有結婚，有18萬1601個新生兒，創8年來最低人數。2019年聯合國統計，全球200個國家出生率，台灣排名最後第一位，平均每位婦女僅生下1.218個孩子，台灣官方統計數是1.06。勇奪世界冠軍的是西非國家尼日，每名婦女平均生下7.153個孩子，差距很大。台灣每個新生兒，都是龍子龍女，都是珍貴的炎黃子孫，每位孕婦都要細心呵護。

一位30歲女性工廠作業員，結婚2年未懷孕，男方父母急著抱孫子，小倆口同來調治不孕症。調了半年，小婦人有一天愁眉苦臉的告訴我，生孩子的事先放著，當前經濟緊，等存一些錢再說，養小孩的負擔真重啊！可是送子觀音已送到半路了，就在決定不想懷孕的當月，有喜了！老天是不是在開玩笑？叫人哭笑不得，小婦人唯一的安慰是：「我也會生孩子，哼！別再懷疑我有毛病。」

小婦人雖然很怕針灸，但為了寶寶，不想吃藥，從妊娠開始，嘔吐，感冒，腹瀉，腰痠，脖子緊，到後來兩腳水腫，都用針灸處理。妊娠36週，母子均安。但因為肚子太大，腰酸到不行，每天坐一整天的作業勞動，快撐不住了，就辭掉工作，安心待產。通常第一胎，較少提前生產，但小婦人妊娠38週，胎位已下降，我告訴小婦人，可能會比預產期提早生產，先給她心裡準備。

產檢時，醫生說胎兒太大，要準備剖腹產，小婦人皺著眉頭，不知如何是好？那要額外花一筆費用，很苦惱。我驚訝又質疑的看了看孕肚，我覺得還好啊！就問：「胎兒多重？」小婦人回答：「3600公克左右」，我立即說：「上個月，有位產婦胎兒4200公克，順利自然生產，3600公克不會太大。如果沒有其他病狀，自然產對母子都比較好唷！」子宮是會伸縮的軟骨，針灸時，加針陽陵泉穴，用以促進子宮收縮。

有一天早上，小婦人產道開2指，羊水未破，還跑來給我針灸，通常第一胎，待產時間較久。我針了頭皮針後，留針回去待產，臨走前，我握著她的手，鼓勵她，要加油！不要怕痛，忍耐一下就會過去了，未到最後關頭，儘量不要打無痛分娩針，後遺症難預估。初為人母的緊張與喜悅交錯，妊娠後期，恨不得趕快卸下肚內重擔。結果小婦人隔天，自然順利生產，皆大歡喜。

產後第3天，夏日炎炎，小婦人戴著頭巾來門診，肚子還很大，全身浮腫，看起來比產前還要腫，連臉都腫起來了，這是怎麼回事？我問小婦人：「不在家坐月子，跑出來幹嘛？有哪裡不舒服嗎？」小婦人說因為生產太痛了，打了無痛分娩針。生產完，就無法尿尿，要很用力擠，才擠出一點尿，腳水腫比產前還嚴重，全身脹，快爆了。小婦人說的都快哭出來了，唉！年輕女孩忍痛力差，不知道要說什麼好。

排尿是怎樣啓動的？

排尿的機制，需從大腦皮質、橋腦、脊髓到周邊神經系統，共同互相協調。會陰神經抑制排尿，當尿液容量達到排尿臨界點時，膀胱內張力受器，會活化腦幹的排尿中樞，同時誘發薦椎的副交感神經，使膀胱收縮，並抑制交感神經和體神經。持續排尿反射，需由脊髓上傳感覺神經，來控制橋腦排尿中樞。這麼浩大的排尿工程，要從哪裡處理？無痛分娩針的劑量達到某個程度，是不是會把排尿的神經傳導機制也抑制了？

針灸處理：

採俯臥式，啓動大腦指揮中樞神經，針百會穴3針排刺；活化薦椎神經，針頭皮針頂枕帶骶區，2針排刺，額旁3線，頂中線，由前頂穴刺向百會穴，採瀉法；强腎利水功能，針腎俞穴，15角度進針，從上往下貼骨，外用紙膠布粘著，留針至晚上；促排尿，針膀胱俞穴；散生產止痛針之餘氣，針命門穴，2針齊刺。加强排水，針陰陵泉、太谿穴。

强腎利水的湧泉穴，能回應腦髓，效果最好，可是小婦人一聽到要針湧泉穴，馬上說不要，聽說針那個穴位很痛。只好教她自行揉按陰陵泉、太谿、湧泉穴。針灸完，小婦人下腹腔，頓時感到鬆多了，出針後馬上到廁所洩洪。我囑咐她，如果回去還尿不順，第2天再複診。

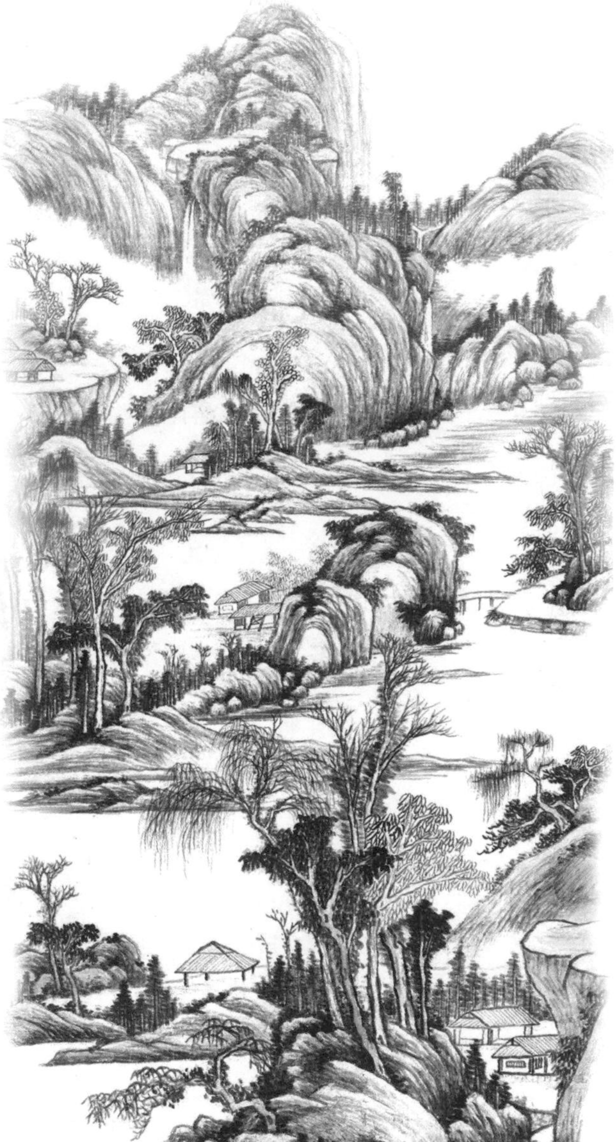

第2天沒見到小婦人，原來針灸當晚，就能正常尿了，新手媽媽自己帶剛出生的嬰兒，手忙腳亂的，浸潤在甜蜜負擔的幸福中。

馬前卒

馬前卒，是在馬前吆喝開路的兵卒、差役，在重要時刻，可以小兵立大功。具有男性雄風的馬前卒，就是前列腺，也是女生「性福」的馬前卒。前俯後仰，承先啓後，裹足不前，或各奔前程，都是前列腺的造化。馬前卒一旦失勢，就無法勇往直前，前途茫茫。

一位67歲退休公務員，生活，飲食，運動都非常規律，身體狀況一向良好。近期尿尿出現不順利，尤其是晚上的夜尿，有時點滴而出，有時分叉，有時尿後餘瀝，最可怕的是，有時竟尿不出來。對健壯的退休人而言，簡直非同小可，趕緊去大醫院檢查，結果SPA指數15.5，醫生說指數很高，有前列腺癌的可能，要進一步檢查，退休人滿頭霧水。

什麼是SPA？

SPA是前列腺特異抗原，是前列腺組織分泌的一種蛋白酶，存在精液中，幫助射出的精液液化，排出體外，少量會進入循環系統。SPA正常指數3～4 ng/ml以下。一般SPA指數3～4以下，得前列腺癌的機率是5%～10%；SPA指數4～10，得癌機率是20%；SPA指數10以上，得癌機率30%～40%，這只是參考值。

SPA會隨年齡增加而升高，60～69歲的正常值，小於4.5；70～79歲的正常值，小於6.5。台灣每年約有5千多人得前列腺癌。2017年台灣因前列腺癌死亡，佔癌症死亡人數排名第七位。

平時SPA升高，可能的原因有哪些：

前列腺癌，前列腺炎，前列腺肥大，前列腺受傷或破裂，尿道感染，急性尿瀦留，膀胱尿道鏡檢查後，插導尿管，先做肛診後抽血檢查，射精後也可能升高。至今無預防前列腺癌的藥，也無根治前列腺癌的方法。

前列腺癌的治療：

早期用根除手術，是直接切除前列腺、儲精囊之後，再將膀胱、尿道縫合。

這種高侵入式治療，易留後遺症：尿失禁，尿出血，性功能障礙等高代價，是否值得？引起醫界討論。老天似乎給辛苦的男性，留個後路。前列腺癌細胞分化良好，終其一生，癌細胞不會立即致命，甚至可和平相處至辭世。但有幾人能有此膽識，臨危不亂？

在台灣75～80歲的長者，多不再做切片檢查，切片後，可能造成血尿，血便，血精。

放射性治療前列腺癌，可能引起的後遺症：尿失禁，血尿，便血，出血性膀胱炎，出血性直腸炎。看到血就令人害怕！晚期前列腺癌，用賀爾蒙治療，減少男性賀爾蒙，還是無法根治，打賀爾蒙針後，多出現食欲增加，體重上升的現象。晚期前列腺癌，約有1/3轉移到骨頭，出現血尿，骨頭痛，體重減輕症狀。

退休人應醫生要求，做切片檢查，卻找不到癌細胞。醫生再建議：開刀切除前列腺，以絕後患。只是小生怕怕，前途未卜，頓足不敢前，友人介紹到中醫試試。退休人身材壯碩，一雙不服輸的眼神，車到山前必有路，只是馬前卒應向何方？悉聽醫命了。

腎水太寒，水不能涵木。濕木難生心火，心腎無法相交。弱火不生土，中土難承上啓下。水土合德，必先水火既濟。若水離開土，土中無水成焦土。木少不能剋土，致土流失，土不剋水。五行偏失即有恙。男性64歲後，精微物質天癸竭，激素水平下降，進入生命厥陰期。

針灸處理：

採一次仰臥，一次俯臥。金生水，先把肺金母氣提起，針肺經列缺穴，列缺又通任脈，前列腺位在任脈上。前列腺之所以增生癌變，是腎的封藏功能變差了。補腎，針關元穴；趨動下焦如瀆，出的功能，決瀆疏通，分別清濁，針中極、曲骨、歸來穴，其中曲骨穴針深到有阻力而止，可用3～4寸針。强心，針內關穴。

下焦有問題，多為中焦堵住了，調理脾胃，針合谷、足三里、三陰交穴。腫瘤是一種包塊佔位的堵，針上巨虛、豐隆穴；調節賀爾蒙是腎的作强功能，要雄激素下降，試以增强雌激素思考，針三陰交、公孫穴。調節水液代謝，針陰陵泉、陽陵泉穴對刺。前列腺腫瘤的下堵，也有氣下陷之因，提陽氣，針百會穴，百會穴亦治陰部疾病。

俯臥時，補腎，針腎俞穴，15度進針，由上而下，平行刺；助排尿順暢，針膀胱俞穴；前列腺後方有直腸，西醫用肛門指診，摸到硬而表面不規則的結節，來確診前列腺癌。西醫用指，我用針，順藤摸瓜，就在肛門附近，接近會陰穴處，找肌肉較緊繃處下手。斜針刺入，呈交叉狀，雙邊共6針，此處很敏感，病人易懼易痛。在針此處時，我請退休人微張口，一解除緊張，二做瀉法，醫者手法要敏捷，以減少患者痛感。

開通渠道，針陰陵泉、太谿、三陰交、湧泉穴，其中三陰交穴針深到位，得氣後提起，往膝方向橫刺；加强肛門附近循環，以助肛周的針氣，直搗黃龍患處，針承山穴。一周針2次。針灸完，退休人第一個感受是，下腹腔鬆了，尿尿也順多了。請退休人自行空掌拍關元穴108下，早晚各1次。揉按陰陵泉、太谿、列缺穴各36下。用力從肛門緊收到陰部9秒，連續做5次。

排尿操：

請退休人有時採坐馬桶方式排尿，將身體儘量壓低，靠近腿部，用手壓下腹，使之內收，配合深呼吸，縮下腹，再恢復坐姿，一上一下，可鍛鍊膀胱括約肌的彈性，並可使尿液排較乾淨。尤其是睡前那次排尿，按此方法做後，可減少夜尿次數。

一般排尿不順，亦可如法炮製。腎藏精，腎為封藏之本，入夜，腎氣腎精要入腎封藏，夜尿易瀉腎氣，影響封藏，影響睡眠，影響腎皮質激素合成代謝功能。但老年人也因為腎的封藏力較差，所以夜尿較多，漏精。

特別囑咐：

少穿短褲、少吃冰品涼飲，以防丹田之火被涼降，而影響生發之氣。退休人說他真後悔，年輕時吃太多冰品，不甩老人家勸告。現在和年輕人說，少吃冰品涼飲，因為冰品會影響40歲的性功能，影響60歲的前列腺功能，他們都嗤之以鼻，以為是天方夜譚。

處方用藥：

以人體圓運動來看，此案水寒木鬱，升降不和，瘀血阻滯所造成圓運動失常，用溫經湯最合拍。溫經湯原治女性經血病，治曾經半產漏下所致諸症。前列腺晚期的賀爾蒙療法，用在中藥，就是厥陰期男生，吃女生厥陰病藥，使雌激素與雄激素拮抗，並作為主方。加補骨脂，增强雌激素樣作用。

桂枝茯苓丸，原治妊娠下血，癥塊連胎者。功能活血化瘀，消痰利水。後世用多用於癥塊瘀血為主，水濕凝成痰，痰瘀結合，瘀阻胞宮之病，尤其是子宮肌瘤。其中，桂枝是通任脈專藥，還可增加細胞的開闔作用。男子胞謂之精室，女子胞謂之血室（子宮）。精室包含睪丸，附睪，精囊腺，前列腺。前列腺腫瘤，類推精室中的肌瘤，像血室中的子宮肌瘤同治。桂枝茯苓丸劑量少於溫經湯，只用科學中藥。

病發就即時治療，在黃金時間內，針灸加退休人自行認眞做强腎操，2周後，夜尿2～3次，已減為1次，偶爾2次，甚至令人暗爽的一覺天明，莫非回春了？第3周，到西醫檢查，結果SPA指數9.5，退休人心想怎麼可能那麼快？不放心，第4周，到大醫院檢查，SPA再降至7.9，醫生恭喜他，近70歲人這樣的指數算正常，次周他好奇又去檢查，SPA再降至7.4。

退休人不敢掉以輕心，放下對數字的恐懼，繼續來保養他的馬前卒。

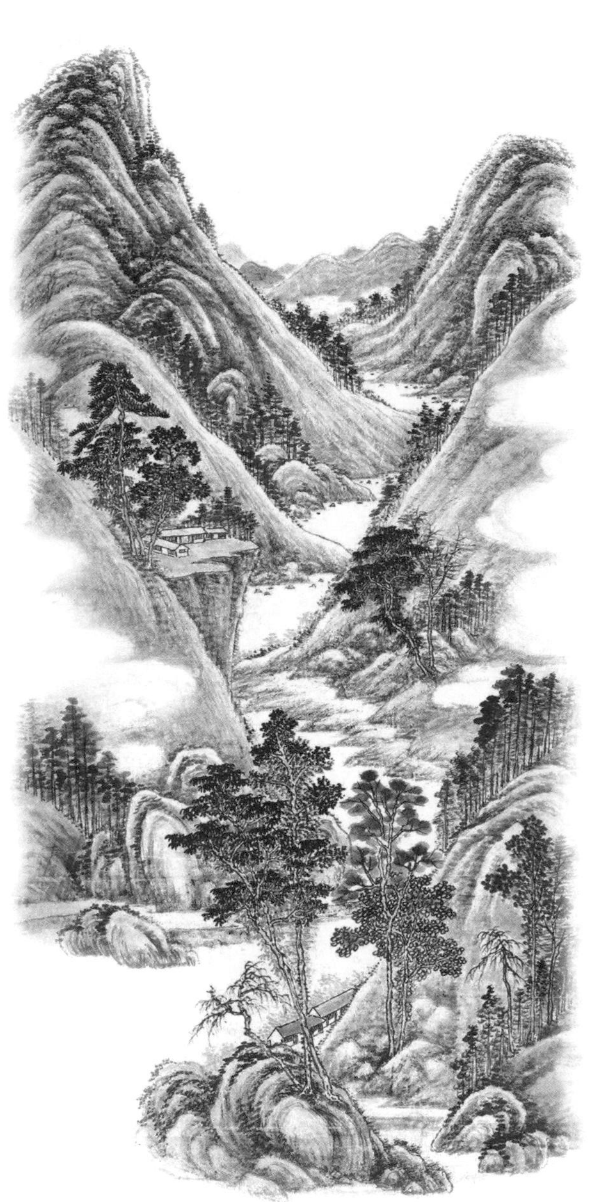

臨淵不蹈薄冰

這個世界瀰漫著，各種不安的氣息。每個人似乎都急於從不安的枷鎖中解脫出來。可是不安有如深淵，如何將不安的威脅拋開？很可能一切的努力，有如尼采所言：「當你凝視深淵時，深淵也在凝視著你。」當治療後，遺留無底洞時，會不會一個深淵，引來另一個深淵？

一位47歲，從事會計工作的女士，近視1200度，每天要看很多數字，上班都在盯電腦，一天下來，晚上幾乎無法使用眼睛，眼睛脹痛酸澀，只能閉目養神。冬天天黑的早，下班時騎機車回家，視力模糊到膽戰心驚，如臨深淵薄冰，只能騎時速20公里。到了這種地步，再忙再累，也要去看醫生了。會計人看了眼科醫生，眼藥點了半年，時好時壞，經友人介紹用針灸治療。

當會計人出現時，人瘦卻有如身懷六甲，一看年齡已47歲，很納悶這個年齡有可能懷孕嗎？有人只胖肚子，胖到那種帶球走的狀態嗎？但她是來看眼睛的，就先處理視力問題。會計人五官清秀，只是雙眼全無神光，面上黃褐斑佈滿兩頰、眼下、太陽穴旁。父母給的身子，人是如何糟蹋的？還未50歲，看起來就像60歲提早老化的臉。

針灸處理：

會計人不喜歡吃藥，純針灸。高度近視，預防視網膜剝離，針目窗穴兩針對刺；見光、遇風，常流眼淚，針風池、養老穴；神光不足，為腎水不足所致，補腎，針關元、太谿、湧泉穴；養肝血，滋養眼睛，針三陰交、足三里穴。

促眼周循環，活血行氣，針攢竹透魚腰、絲竹空透魚腰、球後、承泣、睛明、太陽穴，輪用；接近天癸七七49歲絕經期，月經已開始紊亂，針三陰交、公孫、血海穴；眼睛、月經問題，都要預防感冒，針百會、風池、曲池、合谷穴。

眼睛治療半年，會計人月經經血量，突然大增，有如血崩，那個黃褐斑的臉，立刻慘白。婦產科醫生赫然發現，會計人子宮肌瘤13公分，好嚇人！難怪肚子那麼大。醫生建議她把子宮切除，以絕後患，不然恐有許多不測之險，會計人也嚇到了！

我告訴會計人不要害怕，和平未到最後關頭，請勿輕言放棄和平。子宮是自己的骨肉，也是自己體內的衆生。子宮切除後，卵巢容易隨著萎縮，腹内臟器位置會失去平衡。子宮還負責内分泌的工程，更年期需要子宮卵巢協同，與腦下垂體生理軸，進行回饋，完成更年期作業。

腦下垂體少了子宮端，更年期可能更換不過去，或不完全轉換絕經期，會留後遺症，產生種種不適的症狀，或大大小小的毛病。會計人再度如臨深淵，一個不小心，就會踩到薄冰，後果不堪設想！不知該何去何從？婦科醫生的催促與警言，好膠著哦！

經血紊亂，把眼睛嚴重拖下水，下盤經血大量流出，上部頭昡眼黑，視力更模糊，心悸，心慌伴隨而來。會計人不曾有過的經歷，感覺好像快死掉了！會不會墜入萬丈深淵？受苦的人，有悲觀的權利嗎？一旦悲觀，就會降低對疾病的戰鬥力，結果可能會受更大的苦。茫然無助的會計人，我鼓勵她，安慰她說，這些只是內分泌暫時紊亂的現象，要堅强點！

更年期針灸處理：

經崩，要升氣固脫，針百會穴，下2針，加氣海穴，可用灸；固攝衝任之氣，使血歸常道，針關元穴；脾虛失攝，引血歸脾，止崩，針井穴隱白、脾俞穴，最好用灸；補血，針血海、三陰交穴。奮鬥了三個月，經血終於穩住了，剩下月經點滴淋漓不盡，加强針百會、氣海、關元、三陰交穴。長達半年，更年期的暴風雨終於落幕，但肚子還是那麼大，怎麼辦？

不知道有多少善心人士、親朋好友，總在會計人耳根旁，嘀嘀咕咕的：「子宮若不切除，恐有病變。」會計人皺著眉頭，看著自己的肚子。我告訴她停經後，子宮肌瘤沒有經血滋養，會漸萎縮。當我腹診時，用手稍一摸，就可觸及硬硬圓圓的子宮肌瘤，就在瘤的四周圍剿，環刺，最後中間加刺一針，針深至有阻力而停。

老醫師化瘤法：針左合谷穴最高點，右陽陵泉穴附近找結節處，下針化掉。就這樣，每次針灸眼睛問題時，就順便針子宮肌瘤。不知不覺，春去秋來，會計人如果沒有特別事情，儘量每周針一次。直到有一天，我驚訝發覺，會計人的肚子，高山已變丘陵，腹部軟軟的。查閱一下她的病歷，竟針了三年。

會計人非常的高興的說，更年期平安過後，定期的保養，視力已可應付正常作息了。不再被人視為孕婦，是最大的欣慰。最高興的是黃褐斑退去很多，只剩右眼角下一塊，也淡了許多，體力變好了，覺得自己回春了。

健康是要付出努力與勇氣的，臨深淵時，就可不蹈薄冰。

一覽衆山小

美麗的福爾摩沙島，高山面積佔了70%，3千公尺以上的高山有268座。因為台灣板塊地形年輕，為全世界地勢高度，第四高的島嶼。台灣高山，得天獨厚，林相層次豐富，山形險峻，山谷、飛瀑，鬼斧神工的地形之美，成為世界級特有的資產。

被入選台灣百岳，以3千公尺以上高度，擁有奇、峻、秀，山容起伏明顯的100座山峰中，中央山脈有69座，雪山山脈有20座，玉山山脈有11座。台灣登山人口有500萬。攻頂之上，一覽衆山小，上山容易，下山難，誰能全身而退？

一位35歲小伙子，是中草藥研究愛好者，隨著野地認識藥用植物的樂趣，穿梭錦繡河山，漸成登山愛好者。假日總徜徉在崇山峻嶺，綠水青山，遠山含笑之美，空山不見人之廣，雲深不知處之幻，坐看衆鳥高飛盡，但看孤雲獨去閒之幽間。隨著登山次數的累積，從見山是山，見山不是山，到見山是山，心靈境界與高山一起參天，脫離「一葉障目，不見泰山」的困境。

一旦嚐到了人間仙境的雅興，就會留連忘返，小伙子攀登台灣百岳，一座又一座，留下燦爛的足跡，歷經30年，共爬了72座，此時已是近70歲老人了，該老當益壯嗎？還是歲月不饒人？登山人膝蓋漸不聽使喚，膝膕處漸緊緊脹脹的，上下樓梯姿勢不對就會痛，有時會有喀喀聲，漸變僵硬，只能望山興嘆，內心有說不出的苦楚。

過了一陣子，登山人膝蓋失去彈性，無法伸直，變形腫大，蹲廁所要站起來，吃力又疼痛。從健步如飛到寸步行難行，情何以堪！老先生懂些中藥，自己配藥，內服外敷，好像有好一點，卻又病勢一直發展，最後影響生活起居。

登山人經過中醫，民俗療法，西醫復建，仍是進步有限，輾轉治療將近10年，又遭逢老伴先走黃泉一步，悲痛加疼痛，雪上加霜！病情每況愈下，最後西醫宣告：除了換人工關節，無法治療。登山人原本就準備接受西醫的診療，兩個膝蓋都換人工關節，想一勞永逸。

老同學老友聽到後，七嘴八舌的，登山人聽得心慌，猶豫不決，最反對的是兒子。兒子決定先帶老爸，去給平日就診的中醫師治療。已80歲的老爸，半信半疑的拄著拐杖，膝關節步步皆痛，走路一拐一拐的，身體左右搖晃，眉頭緊皺，加上滿臉一塊塊深黑的老人斑，煞是淒涼！

膝關節的重任：

膝關節是人體最大關節，每走一步就承受體重的1.5倍；蹲跪時，膝蓋承受體重的5～7倍；爬山時膝蓋承受體重的3～4倍。要減少爬山對膝蓋的磨損，上山前要做熱身操，爬山速度要均勻，勿太急太快，腳步輕勿太重。上坡時，腳向前伸出，膝蓋微彎曲，全腳掌著地。下坡時，腳稍抬高，向前伸直，全腳掌著地，以Z字形步伐下山。

退化性關節炎是怎麼開始的：

大腿與小腿中間的關節軟骨，若磨損，也就是退化性關節炎的開始。關節軟骨有如輪胎的轉動、避震功能。受力的改變多發生在關節內側，造成膝蓋內彎，當膝內側軟骨嚴重磨光了，就會成O型腿。因軟骨無血液流動，所以無法自行修復。當膝關節內側受力增加，以致膝關節內翻，腫痛變形，失去彈性。西醫可能用注射玻尿酸或血小板，或關節鏡手術，截骨矯正手術，嚴重時做人工關節置換。

膝關節退化新意義：

最新膝關節退化醫術，由呂紹睿醫師研發，一種關節鏡軟骨再生促進手術。呂醫師認為膝關節退化不是病，絕大部分是，內側皺襞與關節摩擦，造成的「內側摩擦症候群」，內側皺襞發炎，變厚，缺乏彈性時，會物理性磨損股骨上的軟骨，磨損後的碎片，掉到關節腔中。經由多次不正常摩擦，導致軟骨加速破壞，最終變成「退化」。

針灸處理：

年長者筋骨的趨動力需陽氣，補陽氣，針百會穴；揉潤筋骨，針陽陵泉穴；腎主骨，補腎，針太谿、關元穴；肝主筋，疏肝氣，針太衝穴，加合谷穴開四肢關節氣：膝內側皺襞屬肌肉，使其有彈性，避免變厚、纖維化，要補脾，脾主肌肉，針三陰交、公孫穴。

促進膝蓋骨前滑囊液體代謝，消腫脹，針陰陵泉穴；加強膝蓋屈伸順利，針膝眼、膝關、陽陵泉穴；促膝周循環，代謝有害發炎物質，針梁丘、犢鼻、膝關、曲泉、委中穴。服强筋健骨水煎劑，病情改善時改服科學中藥獨活寄生湯，小建中湯加生薑、大黃。

特別囑咐：

上下樓梯要手握扶手，速度慢，下樓梯時用腳尖下，以減輕膝蓋負擔。減少蹲跪。坐椅子不能翹腳。不站三七步，少背或少提重物。少吃香蕉、竹筍、酸菜、牛奶、冰品冷飲。如果因職業勞動所致膝筋骨酸痛，用紅豆、黑豆、綠豆等量，煮水，以豆不破開為度，當茶喝，不要加冰塊喝。

炒粗鹽約35度C，入布袋內，外敷膝蓋15分鐘，亦可加入米、蔥白連鬚、生薑共炒，粗鹽可重複使用，至色變黑時換新鹽，1天2次。膝蓋痛時，用雙手交叉，拖著膝膕平伸，腳趾往後鉤，維持9秒。

膝蓋保健操：

選以下其中1或2種保健操，或輪流做。操練勿過度。

❖雙膝併攏，膝蓋微向前彎曲，雙掌放膝蓋上，膝向前後擺動9下或36下，做完，膝蓋做下蹲站起動作9次。做完在膝的上下左右各拍2分鐘，或各拍打36下。平日坐著時，手掌放膝上，有護膝作用。

❖雙手平舉，與肩同高，慢慢下蹲，慢慢站起，一分鐘3次。或雙手平舉，與肩同高，稍用力向後甩，自動彈回向前，做5次後，下蹲1次，連續做9次。

❖膝膕中心委中穴周圍，稍力拍，一次至少36下，除風寒濕氣。

❖泡澡時，雙膝拍水。或臥床，雙膝做拍水動作，一次拍9下或36下。

❖先在較軟床上跪9秒，再狗爬式跪走9步，將膝蓋前後搖擺9次，重複做3次。使關節腔內的組織液，順利交換氣血、物質及代謝濁物。

❖呂紹睿醫師的退化性膝關節操：坐姿

〔1〕訓練股四頭肌力，抬腳將膝伸直，腳踝用力往上翹，維持20秒，慢慢放下。

〔2〕將腿抬高椅上，雙掌按壓膝蓋20秒。

〔3〕抱膝向胸前維持20秒。照三餐做。

兒子每周帶老爸來針灸2次。前一個月，沒什麼太大改善，老爸幾度想放棄，單程1小時多的車程，坐久不舒服。久病加上身體機能的老化退化，基礎建設耗時又費力。一個月後，登山人開始覺得腳鬆多了。半年後，登山人不必拄柺杖可以走路，但我建議他還是拄著柺杖，多一個撐力，以減少筋骨受力。

一年後，老爸變形腫大的膝蓋漸回縮一部份，走路完全不痛了，不但身體輕快多了，連帶老人斑退去不少，視力也跟著改善，頭髮還一直在變黑，老人家歡喜的每周來針灸一次，保養身體。兒子笑著說，看樣子，老爸可能活得比他久。

火車快飛

「火車快飛，火車快飛，飛過高山，越過小溪，一天要跑幾百里，開到家裡，媽媽看了眞歡喜。」阿公抱著5歲的長孫，哼著沈稟廉作曲作詞的童謠。喔！好好聽哦！小孫子要阿公再唱一首，阿公一時童興大起，又唱了施福珍作曲作詞的，閩南語童謠：「點仔膠黏著腳，叫阿爸買豬腳，豬腳箍滾爛爛，飫鬼囝仔流嘴瀾。」唱完爺孫倆人一起開懷大笑！

這5歲小男孩，上有姊姊已10歲了，爸爸是獨子，爸媽在浪大的壓力和艱苦的努力下，才生下他，成為全家人的心肝寶貝。寒假到了，到鄉下阿公家度假。農村生活枯燥嗎？阿公講古給孫子聽，回憶起小時候：小男孩，表兄姊，鄰居小孩，在榕樹下玩跳格子，唸著：「小皮球，香蕉油，滿地開花二十一，二五六，二五七，二八二九，三十一。」

小朋友玩拍掌：「炒蘿蔔，炒蘿蔔，切，切，切。包餃子，包餃子，捏，捏，捏。」大哥哥大姊姊真厲害，又玩兩人對齊，同樣做動作加口令：「一角兩角三角形，四角五角六角半，七角八角手插腰，咕嚕咕嚕打電話。」

阿公說在民國40~60年代，童年時候，每天都有新花樣，有時由2位大姊姊雙手搭橋，小孩跟著穿過來，穿過去，一起玩唱：「造飛機，造飛機，來到青草地。蹲下來，蹲下來，我做推進器。蹲下去，蹲下去，你做飛機翼。彎著腰，彎著腰，飛機做得奇。飛上去，飛上去，飛到白雲裡。」吳開芽作曲，蕭艮政作詞的童謠，把孩子的玩勁，嗨到最高潮！

小男孩聽著也衝來衝去的了，一不心就跌倒了，阿公看了好心疼！急忙帶去給醫生看。醫生檢查過後，說沒什麼大礙，小男孩可以正常走路，腳踝也沒那麼痛了，就投入囝仔群去玩耍。

小男孩吵著大姊姊唱歌給他聽。大姊姊馬上唱出蘇春濤作曲，周伯陽作詞的童謠：「妹妹背著洋娃娃，走到花園來看花，娃娃哭了叫媽媽，樹上小鳥笑哈哈！」小男孩拉著大姊姊的裙子說：「再唱一首好不好？」

大姊姊拉開嗓子：「蝴蝶，蝴蝶，生得真美麗，頭戴著金絲，身穿花花衣，你愛花兒，花兒也愛你，你會跳舞，它有甜蜜。」大姊姊一邊唱還一邊跳，有如蝴蝶在飛舞。其實，小男孩的腳踝走路有點痛，可能怕打針，又愛玩不敢講，天快黑了，要回家吃晚餐了。

餐後，小男孩玩興未消，吵著阿公唱歌給他聽，62歲的阿公，當仁不讓，高歌一曲，林福裕作詞的台語歌謠：「天黑黑，要落雨，阿公仔舉鋤頭要掘芋，掘啊掘，掘啊掘，掘著一尾旋鰡鼓，依呀嘿都，真正趣味！阿公仔要煮鹹，阿嬤要煮淡，兩個相打弄破鼎，依呀嘿都啷噹嗟噹嗆，哇哈哈，哇哈哈，哇哈哈！」好可愛的老人，小男孩聽了笑呵呵！

阿公唱興大發，自動獻唱，宜蘭民謠，許丙丁填詞，閩南語童謠：「火車行到伊都，阿嬤伊都丢，唉唷磅空內。磅空的水伊都，丢丢銅仔伊都，阿嬤伊都，丢仔伊都滴落來。」阿公豐富的表情和手勢，不輸歌星架勢哦！

安可一曲陝西民謠：「我有一隻小毛驢，我從來也不騎，有一天我心血來潮，騎著去趕集，我手裡拿著小皮鞭，心裡正得意，不知怎麼嘩啦啦啦，我摔了一身泥。」怎麼童謠都那麼有趣，應該多唱唱，有益身心。

再來一曲，法國民謠：「兩隻老虎，兩隻老虎，跑得快，跑得快，一隻沒有眼睛，一隻沒有尾巴，眞奇怪！眞奇怪！」老虎不奇怪，阿公逗趣的動作才奇怪，阿公返老還童，爺孫樂逍遙。

阿嬤也來助興，看招，台語：「初一早，初二早，初三睏到飽，初四接神，初五隔開，初六舀肥，初七七元，初八完全，初九天公生，初十有食席，十一請子婿，十二請查某子返來食泔糜配芥菜，十三關老爺生，十四月光，十五是上元暝。」哦！過年快到了。是不是台灣版的眞善美歌唱家庭？小孩聽不懂在說啥？純樸的童玩童謠，有押韻，有韻味，充滿民俗風情。

一個月後，媽媽發現小寶貝走路怪怪的，像鴨子走路，以為是他頑皮裝模做樣。2個月後，小兒子竟然無法順利走上階梯。媽媽這才慌了，趕快帶去看西醫，照了X光片，骨骼沒什麼異狀，帶去西醫復健，幾次後，小男孩說做復健腳很痛，就不肯去了。朋友介紹一位有名的中醫師，醫生用小針刀治療，並給予整脊，調理腰脊，當下小男孩就可走上樓梯，並可正常走路，那位醫生醫術好厲害啊！

小男孩又活蹦亂跳了，跟著阿嬤去參加小學同學會。當年驪歌初唱，轉眼間，已過了50年，再相聚，真不容易！餐中娛興節目，竟是童年的順口溜，大家拍著手；打頭陣的：「小姐小姐別生氣，明天帶妳去看戲，看什麼戲？看你爸爸流鼻涕。」真頑皮啊！

胖叔叔接口：「大頭大頭下雨不愁，人家有傘，你有大頭。」老頑童接棒：「對不起，行個禮，放個屁，臭死你！」一陣哄堂大笑，有人接著：「一二三到台灣，台灣有個阿里山，阿里山有神木，我們明年回大陸。」

有個段子較長，有誰能接龍：「剃，剃，剃光頭。投，投，投大海。海，海，海龍王。王，王，王八蛋。盪，盪，盪秋千。牽，牽，牽牛花。花，花，花仙子。紙，紙，衛生紙，天天幫我擦屁股，擦到一隻死老鼠，死老鼠愛跳舞，跳了一個芭蕾舞。」哇！誰的頭腦那麼好？還可以記得全部內容。

來段閩南語的吧，有人開頭，中間忘了，會的人就接上，預備齊：「大塊呆，炒韭菜，燒燒一碗來，冷冷阮無愛。」二度開花的姨婆開口：「新娘新娘水噹噹，褲底破一孔，頭前開店窗，後壁爆米香。」好好笑哦！

留美人接口：「ABC狗咬豬，阿公仔坐飛機，跋一下冷支支，叫醫生，來甲醫，醫一下跤骨大小支。ABC狗咬豬，阿嬤坐飛機，摔落洗衣機，起來屁股冷支支。」又是一陣歡笑，大家瘋瘋癲癲的，彷彿時光倒流，童年時光真美好！那個回不去的純真年代，那個回不去的純真人們。

同學會結束，小男孩在回家路上，腳一軟，又跌倒了。近期小男孩已跌倒好幾次，這次特別痛，走路一拐一拐的。爸爸要帶他去給前次看的中醫師治療。小男孩不肯去，說那次治療好痛啊！小男孩又無法走上樓梯了，而媽媽還發現小寶貝，這6個月來，身高竟長不到1公分，可把媽媽急死了！

當小男孩出現在診間時，全家護駕，身高115公分，體重18.8公斤和150公分的姊姊站在一起，顯得特別矮小。小男孩躲在媽媽身後，不肯給我看，也不肯讓我把脈，半哄半騙的才坐上診椅。小男孩食欲不好，鼻子過敏，常咳嗽感冒，小小年紀睡覺竟常做夢，膝蓋無力，走路像鴨子一樣，搖搖晃晃的。牙齒好像長不出來，牙齒很小，和臉頰很不相稱。鼻翼兩側鼓起，摸一下，好像是牙根上長了一塊軟骨。牙齒部份，請媽媽帶他去看牙醫。

我告訴媽媽，要針灸比較快，媽媽還來不及回答，小男生就哇哇大哭了，只好帶回家。第2次門診，爸媽軟硬兼施，只針到百會、合谷穴，就結束了。第3次門診，由手機遊戲擺平，只要孩子肯針灸，針灸時就能玩遊戲。真想不通，一個手機就讓小孩乖乖的針，這個現象，不知道是好，還是不好？反正各取所需，扯平。小男孩看過牙醫，醫生說如果軟骨再長大，擠壓牙齒生長空間，可能要動手術切除。

針灸處理：

腳踝問題，針頭皮針的巔頂會陰足踝區，正好針在百會穴上，順便用以鎮靜安神；加强小腿筋骨的柔靭伸展度，針陽陵泉、丘墟穴；增强附骨的肌肉，筋腱的彈性，針足三里穴；牙齒多長的軟骨，直接在軟骨上下針。針幾次後，小男孩雖哀哀叫，還是乖乖的針，因為有手機可以玩。每次增加一項治療，採漸進式針灸。

鼻子過敏，針風池、合谷穴。晚上鼻塞時，用塑膠瓶夾腋下一分鐘，鼻子就會通。視力150度，原本針睛明穴效果最好，可是大部份的小孩都害怕眼睛看到針，大都不肯針，小孩子除了弱視，視神經萎縮必針外，多針攢竹、太陽穴。食欲，針足三里穴；多夢，針合谷穴。一周針2次。針了半年，才願意針長高的百會、湧泉穴。針到湧泉穴就掉眼淚，看在手機份上，哭哭的針。

針了一年，小男孩體重24公斤，身高122公分。食欲增加，可以正常走路、上下樓梯、跑步。視力檢查已正常，早上起床很少打噴嚏和鼻塞了。牙軟骨消平，牙齒長出來了，很漂亮的牙！牙醫說可以不用開刀了。

之後少針了很多針。針灸半年後，改一周針一次。媽媽見小孩比一般孩子還小隻，繼續來保養。再針一年，小男孩體重29.8公斤，身高132公分，鼻子過敏已很少發作，也很少感冒，食欲正常，跑跳活動力很活躍。

小男孩上學了，有一次門診，竟然聽到小男孩在哼童謠：「火車快飛，火車快飛……」，他好希望像火車一樣快飛，快快長大。

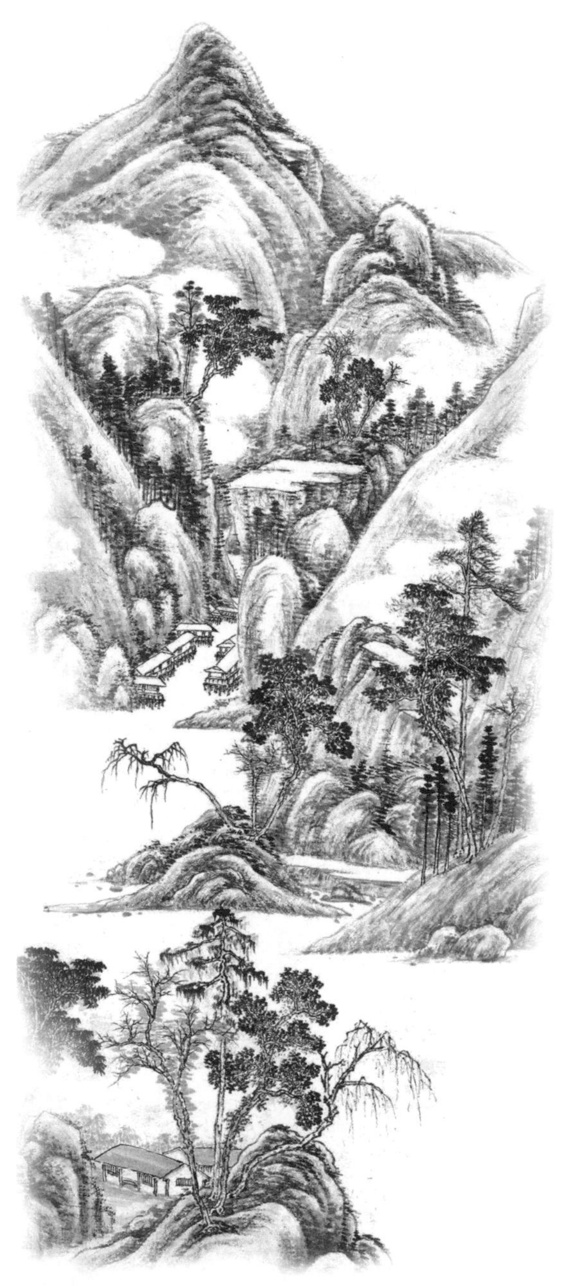

補破網

補破網，是一首台語歌曲，1948年由王雲峰作曲，李臨秋作詞，原為失戀曲，是台灣歌謠少見的傑作。在戒嚴時期被列為禁歌，也影射當時戰後一片荒亂，如一張破網，需一針一線的縫補。在物質充裕，科學發達的現代，還需要補破網嗎？這個時代需要補的，是哪一種破網？

衣服的功用是什麼？穿衣的藝術，代表的是人心的寫照嗎？古代以衣為蔽體，衣輕乘肥，錦衣玉食，衣錦還鄉，彈冠振衣，衣冠楚楚，天衣無縫。講究的是佛要金裝，人要衣裝。但早期時代多數民風純樸，物質匱乏，所見縮衣節食，衣不完采，菲食薄衣，篳路藍縷，弱不勝衣，正襟危坐。在物質豐富的年代，炎黃禮儀之邦，不免也受到西方國家嬉皮運動的影響，在穿著上大放異彩。

一位52歲貴婦，咳嗽長達半年，已咳出血絲。非常惶恐，到醫院去檢查，除了肺部有一個小白點，其他都正常。來診時，還在咳嗽，不是很厲害的陣咳。貴婦身材姣好，雖化上濃妝，仍可見粉下蒼白的膚質，穿著露背，露胸裝，前衣低得都可見乳溝了，褲子短得坐下去，就幾乎春光外洩，先生在旁憐愛有加。

第一張處方：改變衣著。肺為嬌臟，怕冷，形寒飲冷則傷肺。胸部為宗氣所聚，頻受電風扇、冷氣吹襲。寒則收引，風寒邪留不去，氣血交換就不順利，濁氣不降，清陽不升，肺即病。

囑咐貴婦用蒜頭煮雞湯，勿放調味料。特別是穿衣服時，上衣袖長要過肘，下衣裙或褲要過膝，否則病難好，不改衣裝不必來看診。貴婦一聽，臉就拉下來，擺個臭臉。回家後和先生大吵一架，說她寧可咳嗽，也不願改變打扮。她自己不願意病好，醫生又奈何？

一位24歲年輕女孩，每次月經來就肚子痛到吐，無法上班，需請假。來診時，正初冬，冷風涼颼颼，穿著小背心，露臍，低腰牛仔短褲。手指甲發紫，唇發青，臉色慘白。由老媽陪診。我請老媽在女兒月經要來之前，煮生薑、地瓜、黑糖、龍眼肉湯，給女兒吃。並鄭重的說：要治痛經，首先改變衣著。女孩睜大眼睛，十分疑惑，這和痛經有什麼關係？

肚臍是神闕，藏著人先天許多精微物質，古人都要圍肚兜。丹田，丹就是火熱，生氣之原，生發動力要靠熱力。丹田冷，就像火力不足，無法煮熟飯菜一樣。前下腹、後腰一直受寒氣吹襲，寒凝就會血瘀，經血排不順，氣滯血瘀就會痛經。老媽氣呼呼的說，怎麼勸說女兒不要穿那麼露，就是不聽，愛漂亮就什麼都不管。這張破網難補。

一位43歲女士，左膝蓋酸痛，來診時，穿著牛仔褲，左邊褲管，正好在膝蓋上開了一個破洞，破那麼大的洞，正好把風寒濕氣，直灌膝蓋上。長期下來膝蓋受寒而凝，受濕而重著，受風寒而酸痛走串。我告訴她，穿褲子不要穿有破洞的，治療雖可緩解，如不改變衣著，以後膝蓋還會再痛。

女士看著牛仔褲，狠不捨的說：「這件褲子狠貴的呢！」我回答她說：「健康更貴。」以前衣不蔽體，衣衫襤褸，捉襟見肘，是窮人、乞丐的寫照，現在則是新潮時髦。是風水輪流轉？還是人心也破了？

一位43歲女士，只生一個女兒，已讀大學，多年來都無法生育，喜歡吃冰品冷飲，又喜歡穿短褲短袖，冬天寒風刺骨的，一樣不改其裝。明明就血虛，舌淡多津，眼瞼下色淡白，血色素只有8，寒凝血易虛。我告訴她，再這樣的穿著，隨著年齡增長，陽氣漸衰，身體機能容易衰退。

大小姐聽了依然故我，不見棺材不掉淚。有一天，驚傳孕喜，樂不可支，等了那麼多年，終於盼到了老天的垂顧賞願。我立刻請她改變衣裝，適時寒流來襲，子宮太冷，腎經冷，脾經冷，心臟無力，會撐不住胎兒。隔幾天，她打電話來痛哭的說，胎兒掉了，流產了。

服裝設計者，創造流行，也帶動疾病。混在潮流中，就容易迷失自己。不管衣著要怎麼開放或解放，站在醫者角度上看，憂心忡忡！

衣服和疾病有什麼關聯：

破在大腿、膝蓋上的褲子，腿酸痛，膝蓋痛者增加。近期流行短袖而露肩臂的衣服，落枕，肩膀酸痛，五十肩的病人就增加。露胸背的衣服，使胸悶，心悸症增加。短褲，增加膝蓋的損傷機會和退化，也增加心臟病，使心臟打血到腳，和打血回心臟都很吃力。短褲短到只蓋過臀部的服飾，一流行，白帶，小腿酸痛，小腿抽筋者就增加。低腰露臍的衣服，使痛經，消化不良，下腹痛，盆腔炎患者增加。露後腰的衣服，使腰痛，閃腰，坐骨神經痛者增加。

破綱要如何一針一線的縫補？

腸胃功能差，呼吸道弱，易感冒，鼻子過敏者，最好穿過肘過膝衣服。心臟不好，五十肩，肩臂酸痛，貧血者，儘量穿長褲長袖衣服。頭痛，肩頸酸痛，上背酸緊痛，眼睛乾澀，視力不良，呼吸道弱，易感冒，顏面神經麻痺者，最好穿有領有袖衣服，勿穿背心，露肩露背衣服。前列腺肥大，腎虛，腎功能衰竭，腰痛，坐骨神經痛，月經痛，腸胃弱，腰易扭傷者，勿穿低腰褲，至少穿七分褲。

膝蓋退化，靜脈曲張，男性精蟲數不足者，勿穿短褲。肝、腸胃、胰、膽功能不好者，勿穿露肚臍衣。重症病患，最好穿長衣長褲。小孩純陽之體，怕熱，穿衣至少要護臍。不論什麼病，都要保持下半身的溫暖，尤其是入夜後，最好穿長褲睡覺，再穿襪子更好。冬天或在冷氣房運動時，儘量不穿背心，勿讓肩背受寒，會增加心臟負擔及受寒，易患「冬傷於寒，春必病溫」，溫病不解易成伏邪，伏邪久不解而成巢，即成惡性病。

穿衣固然是一種品味，衣服也是身體的外圍房子，是軀體的風水，穿衣有破相，風水就有破相，風水破了，健康就有破災。武術高手，太極拳高手，修行人何以都是長袖長褲著相？那是不是也是一種養生的境界？

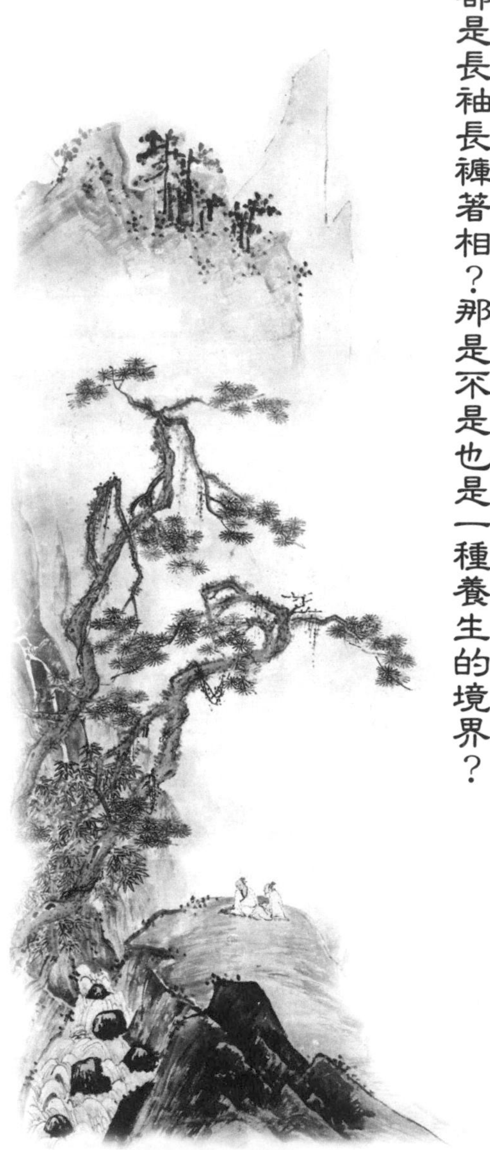

繁華煙花只剩花

讀萬卷書不如行萬里路。想行萬里路，在古人是很難做到的。隨著科技發達，旅遊業興盛，人民生活水準提高，以旅行增廣見聞，也是一種知識和精神財富。大部份的人都會買些紀念品回來，留下美好的回憶，有的人卻帶著刻骨銘心的紀念品，教人永生難忘。

一位37歲的年輕人，身強體壯，總還念念著學生時期，對大漠飛沙，廣闊草原，書上所讀的氣壯山河，多麼嚮往！現在長大了，經濟小康，想走一趟傳說中的蒙古帝國，圓一圓做學生時期的夢幻之旅。帶著雀躍歡喜的心情，飛向另一個國度。臨行前，除了祝福他，旅途愉快，一路順風，還特別交代應注意事項，尤其叮嚀，出國要帶天羅水和一些鹽巴。

出國帶鹽巴要幹嘛？

年輕人疑惑不解的問。我說：在國外，人生地不熟，諸多不便，鹽巴小兵常常立大功。如果感冒，就用鹽水漱口，尤其是咽喉痛。出門前，入門後，用鹽水漱口，可防病毒感染。牙痛，就用鹽直接塞痛牙。頭痛，用手帕包鹽敷頸部。眼睛痛，有血絲，用淡淡鹽水沖眼睛。水土不服，或吃壞肚子，就用鹽塞肚臍，用小蘇打或檸檬水加一點鹽，小口喝。

走路走累了，腿酸了，回到旅館，用鹽水泡腳，或泡澡。汗流太多，喝點淡鹽水。被蚊蟲咬傷，或燒燙傷，未破皮，用鹽外擦，可防起腫，起水泡。跌倒皮膚紅腫，未破皮，用手帕包鹽外敷。走到腳腫，或坐飛機時間太久，造成下肢水腫，腳踩鹽10分鐘，鹽晾一晾，還可重複使用。晚上失眠，睡前用鹽水泡腳。

說了那麼多，年輕人沒想那麼多，心想反正有導遊。飛行5千多公里，終來到一望無際的大草原，好奇的探索蒙古包，陣陣烤肉撲鼻香，大快朵頤，奶茶香醇可口，醇酒伴鄉土異域音樂，天上人間美味相伴，真是一大享受啊！

藍天白雲，塞外風光，美不勝收。剛開始感覺，陽光好像是甜的，自己好像蹦一下，就會飛起來。幾天以後，才飽嚐到大漠獨特的氣候，白天熱呼呼，夜晚冷颼颼，日夜溫差竟高達40度C。强勁的風，伴著攔路虎，就把年輕人絆個翻筋斗。

第3天，年輕人右背上，開始長如花生米大的瘡頭，有點熱痛。第4天，開始發燒，瘡頭疼痛難耐。第5天，瘡處快速高腫，如鴿子蛋大，並瘡胞開花，潰破，按之流膿，紅腫劇痛。還好有帶天羅水，一直噴患處，稍微緩解疼痛。因為情急就在當地就醫，雖服抗生素，止痛藥，還是劇痛得無法入眠，一直忍痛到回國。

年輕人患的是什麼惡瘡？怎麼會這麼嚴重？

在中醫稱之為癰疽發背，發於背部膀胱經脈上，多為火毒內蘊所致，潰後劇痛不已，難以治療。古人視之為惡疾，死時極為痛苦，死相慘不忍睹的淒慘。

產生疔瘡的病根：

人汗入肉內，食之做疔瘡。夏月造豆腐時，人汗滴於內，而食之。食諸獸自死之肉。恣食厚味。卒中飲食之毒。感四時不正之氣。感蛇蟲之毒。感疫而死之牛馬豬羊之毒。患疔瘡的人，觸馬汗、馬氣、馬毛、毛尿者，病加劇。年輕人發病時還騎馬，可能因此病情加劇。

當我掀開年輕人的衣服，一看那癰疽，中間紅腫，外圍皮膚青黑，瘡頭破，腫胞已深入肌肉層，瘡口很深，看去煞是嚇人。原本初成癰，皮薄高腫，初發宜用蒜片放癰頭，灸之至不痛為止。一旦癰已成疽，就直接針灸。

針灸處理：

我先在大椎穴的上下左右，快速提插，大瀉火毒，後在癰疽的四周圍剿，斜刺至其根部；祛風邪，針風池、風府、曲池穴；瀉熱毒，針陽池、外關、湧泉穴；解瘡毒，針築賓、委中穴；促傷口肌肉生肌，針足三里、三陰交穴；排膿，針曲池、血海穴；年輕人滿臉大花，焦躁不安，針合谷、太衝穴；多日劇痛，乏力無神，針百會穴；諸痛癢瘡，皆屬於心，瀉心火，針大陵、勞宮穴。

處方用藥：

黃連解毒湯，以大瀉熱毒，並抑制免疫過亢。龍膽瀉肝湯，助肝解毒，清肝經濕熱。保和丸，顧腸胃，消腸胃積滯。加魚腥草，消炎抗病毒；蒲公英，消炎，護黏膜；綠豆癀，解無名腫毒。

特別囑咐：

雖病屬火毒，仍嚴禁冰品冷飲，少食牛奶、腥臭重的海鮮、芒果、南瓜、竹筍、芋頭、花生、烤炸、辛辣厚味、香菇、豆類、豬頭皮、糕點、麵包等發物。病痊癒後，3個月内仍禁之。自行煮綠豆湯，加2片甘草，當茶飲，不加糖，不加冰。頻噴天羅水，噴左手掌心、印堂、頭部、瘡胉周圍。

第2周回診，因病情嚴重，我很緊張的掀開衣服，一看癰疽竟然消了一半，流出膿水減少，痛已減，年輕人稍可入眠，但是面色仍慘白。前方救急，用藥峻猛，改處方：荊防敗毒散，當歸拈痛湯，魚腥草。

第3周，瘡腫全消，瘡口中間微凹陷，瘡口周圍膚色暗青，處方：當歸拈痛湯，血府逐瘀湯，蒲公英，黃耆，綠豆癀。心裡疑惑：這惡瘡至少療程要一個月以上，好像療效好得太快了。

第4周，原發癰疽，只剩瘡疤。正鬆一口氣，年輕人卻指著他的頭部，我一看，驚呆了！左頭側邊，長出一個大瘡皰，比鴿子蛋還大，怎麼來得那麼急？來勢洶洶啊！是原發背餘毒，走竄他處嗎？看了手腳都發毛，年輕人也很驚慌。再開回第一次處方，針法如前。

第5周，頭上大瘡皰，竟然腫已消，與頭皮平，還有些瘀紅。還會不會有連續劇？高潮迭起？

第6周，左頭瘡完全痊癒，留下像梅花一樣的疤，頭髮變禿。在髮禿處點刺，帶特製的藥膏回去擦。頭上的花疤，2個月後，才開始長頭髮。還來不及鬆一口氣，更驚人的是：年輕人左眼紅腫得像棗子一樣大，臉腫得像麵包超人，眼睛張不開，連眼鏡都無法載上，眼睛出血，怎麼會這樣？

先點刺左耳尖出血，再點刺眼周圍溦出血，繞眼睛圍針，處方：當歸拈痛湯，荊防敗毒散，加生地，綠豆癀，倍加桑葉。

第7周，眼睛戲劇化的恢復正常，瘡腫痊癒。怎麼都來得急，又去得快？每周都如坐針氈，不知道下周會發生什麼狀況？謝天謝地，還好第8周之後平安無事，針灸鞏固療效。

走過繁花煙花，只剩疤花，如一場惡夢，才知道家是最好的地方，氣候最宜人，家鄉菜最美味啦！

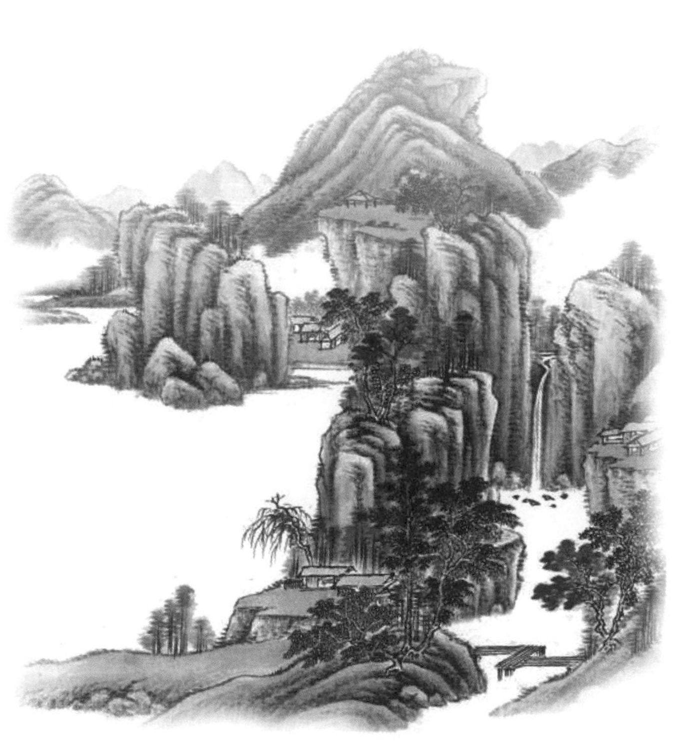

春花莫共花爭發

蒼生太苦了，老天潤以花，來調調人生色彩。萬紫千紅，百花爭艷，花飛蝶舞，鳥語花香，五彩繽紛成花花世界，這是天作之花。如果長不在樹上的花，會讓人「花開已淒涼，花落更愁寂！」

一位19歲大學生，單親媽媽只有這個心肝寶貝兒子，雖然自己體弱多病，仍努力賺錢，供養兒子，一直讀到大學。有一天，媽媽在幫兒子洗內褲時，發現兒子的內褲濕濕的，上面沾染咖啡色黏液，連續幾天都是如此，非常緊張，想不通，如果遺精會是這種顏色嗎？問兒子是怎麼回事？兒子只回答說：「不知道啊！」

媽媽只好帶兒子去給醫生看，醫生檢查的結果，媽媽聽了，當場差點暈倒，兒子肛門長了一朵菜花，褲子的顏色，是菜花的分泌物流出的，醫生質疑是肛交造成的。醫生說要動手術切除。母子倆都不想動手術，媽媽就帶兒子來門診。痴心的媽媽，傻傻的問：「為什麼屁股會開花？」

菜花是什麼？

菜花大部份是指肛門、生殖器的病毒疣，醫學名稱是生殖器疣，又名陰部濕疣，性濕疣，尖頭濕疣。菜花的主要病原體是人類乳突病毒，簡稱HPV。感染途徑：90%經由性行為，其他藉由公共場所的浴池，游泳池，泡湯，洗三溫暖。少數無辜幼童，可能透過母親手部感染，或妊娠生產垂直感染，致使少數兒童，發生呼吸道乳頭狀瘤，稱為呼吸道菜花。

菜花是如何形成的：

是在性交過程，在潮濕表皮，發生微小擦傷，病毒藉以達上皮破損組織的表皮基底細胞層。菜花外形剛開始呈小指狀突出，或一片扁平突出物、小丘疹、肉芽，有絲狀、雞冠狀、蕈狀、乳突瘤狀，漸長成一團，最後演變成好幾叢大小不一的花團，樣子好似花椰菜，故名菜花。顏色有淺白、粉紅、黃褐色、肉色、污灰色。

菜花大多數生長的部位：

男性長在龜頭、包皮、陰莖、會陰、肛門、尿道。女性長在大小陰唇、肛門。少數男性長在尿道，女性長在陰道、子宮頸。經由口交、肛交傳染的，會長在口腔、聲帶、肛門、直腸。還有接觸性感染的，會長在眼睛、鼻腔內。人類乳突病毒傳染力强，潛伏期長，一般2～3個月，半年，甚至長達一年，初期感染，全無症狀，不痛不癢，不潰爛，不會流出分泌物，摳也不會痛，但會流點血。

感染人類乳突病毒的途逕：

真正感染人類乳突病毒的途逕不明，臨床也發現，不一定要有傷口才會傳染。世界衛生組織確認，子宮頸癌和人類乳突病毒有極密切的關係。龜頭癌，同性戀肛門癌，也與人類乳突病毒有關係。人類乳突病毒有超過150種基因型，主要感染黏膜，生殖器者，稱之菜花。生殖器的人類乳突病毒不會傳染到非黏膜部位。不同部位的人類乳突病毒，不會互相傳染。不論有無症狀的人類乳突病毒帶原的，皆可傳播病毒。

性伴侶曾感染菜花，性伴侶子宮頸抹片異常，子宮頸癌等患者，即使生殖器外觀正常無病狀，亦有感染人類乳突病毒的可能。至今無任何抗人類乳突病毒的藥可治，所有的治療，都只是去除病變部位，復發率很高。治療後容易在同一處，或原患處旁再長菜花。長在尿道口的菜花，易造成尿道口阻塞，尿道炎，排尿困難，甚至腎炎。

一般人類乳突病毒在2年左右，會自行體內消除。自行痊癒者，復發率較低。但少部份清除不盡的人類乳突病毒，演成子宮頸癌，陰莖癌，直腸癌，皮膚癌。嚴重菜花主要由HPV6、HPV11病毒引起，反而不會引起癌症。

人類乳突病毒要怎麼治療？

人類乳突病毒治療非常困難，至今無可確保根除的治療，傳統以化學藥物燒灼，或切除、剪除、雷射、電燒、冷凍等方式，直接破壞。表面上療效好像比較快，但易引發傷口潰爛，患者飽受痛苦。最新療法，是用光動力療法，免疫增强劑。不論任何療法，治癒後，仍有復發可能。

少年仔個子小，生得女生相，很俊美。一直不肯讓媽媽看他的菜花。媽媽要我檢查一下，她急得眼眶都紅了。少年仔的菜花長在肛門口，接近會陰處，層層疊疊的花團，近褐色，比肛門大許多。

我趁媽媽在診間外等候時，小聲的告訴少年仔：「自己的身體很珍貴，要愛惜。最珍貴的身體，留給最心愛的人。不要隨便給人當工具，更不要以性器官去取悅別人。如果和心愛的人做愛，要戴保險套，保護自己的安全。慎選性伴侶，性對象不要太複雜。」少年仔傻傻的笑，因為不痛不癢，不知道事態嚴重。

等我檢查完，打開診間門，讓媽媽進來，她立即問：「要不要緊？有沒有像西醫說的很嚴重？」可憐的媽！急得直擦眼淚，我拍拍媽媽的肩膀說：「是有要緊，但是可以處理，妳不要那麼緊張哦！」媽媽馬上又問：「要多久才會好？」我回答：「那要看少年仔，配合治療的程度而定。」

針灸處理：

採俯臥。菜花是熱毒，血毒，先瀉血熱，針血海、曲池穴；解毒，針築賓、承山穴，承山穴的針感要往肛門傳。患處滲出組織液，為濕毒，針三陰交、陰陵泉穴，其中三陰交穴針到天人地部後，針稍提出至人部，朝肛門方向透針；去菜花腫團，在肛門周圍刺一圈，約6針。補腎，增加皮質激素樣作用，針腎俞、太谿穴；少年仔患有鼻子過敏，針百會、風池、曲池、合谷穴，兼調節免疫力，以期用自身免疫系統去抗病毒，可降低復發率。

特別囑咐：

嚴禁冰品冷飲，發性食物。內褲要單獨洗，不要和家人或自己的衣服一起洗，每天換洗的內褲要曬太陽，或煮開消毒。常洗手，尤其大小便後。勿到公共場所的湯屋、游泳池、三溫暖，以免傳染他人。一旦得病，易復發，要節制性生活，用運動，曬太陽，來發散青春活力。

11點以前要睡覺，晚上11點到次晨3點，是肝解毒的最好時間。腫塊陰物都在夜間生長，熬夜會加速腫塊的成長。請媽媽每天用薏仁3兩，先炒一下，煮湯，煮熟前10分鐘，加2片橘皮，湯料都吃。薏仁可抗人類乳突病毒。

前10天每天針，之後一周針2次，開學後一周針1次。開水煎劑，患處常噴天羅水，外擦特調的藥膏。為節省開支，3周後改服科學中藥。2周後，我問少年仔：「有沒有好一點？」他點點頭。第3周，媽媽不放心，要我再檢查看看。我查看了一下，菜花有小一點，但嚴格的說，沒什麼大進展，療效不理想。我再問少年仔：「你有沒有11點以前睡覺？」他回答說都凌晨1、2點才睡。

我拉下臉說：「少年仔，你要知道，你媽媽自己頭頸痛，因工作勞累所致的腰背痛，又失眠，腸胃不好，都捨不得花錢看病，錢都花在你身上。只要對你的病情有幫助，不管針灸的次數，不計水煎劑的錢較貴。而你還那麼不愛惜自己的身體，熬夜會拉長你的療程，會多花你媽的血汗錢。不會賺錢，也要會省錢。」少年仔被罵了，頭低了下來。

我繼續叮嚀：「還有自己的內褲要自己洗啦！回家了還叫媽媽洗，長那麼大了還讓媽媽一直在擔心。你以為你媽媽都不會老啊！一直折騰她。」每次門診，我就順便送媽媽幾針，我知道她身體很不舒服，都忍了，偉大的媽！一個月半後，病情快速緩解，少年仔的內褲，已沒沾染分泌物了。2個月後，菜花完全脫落，後續鞏固療效，又保養了一個月。

花開蝶疊枝，花發多風雨，春花莫共花爭發，夜來風嘯聲，花落知多少！

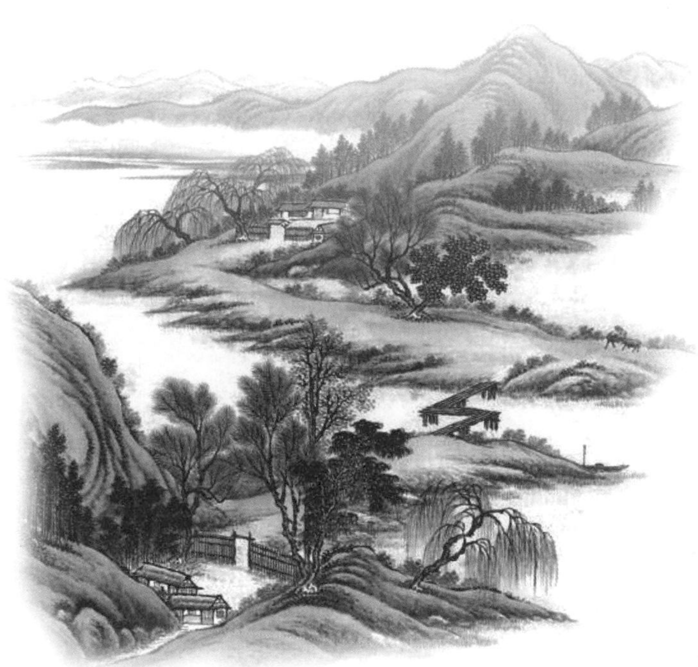

一寸橫波剪秋水

能把人類打垮的是什麼？是大砲、飛彈、坦克車？都不是，而是要用顯微鏡才看得到的細菌、病毒。這些微微小生命，看誰不順眼，就給誰難堪。它發起飆來，一個村，一個城市全遭殃，甚至殃及全國，禍及世界各地，比原子彈還厲害！人類還來不及瞭解它們，它們就已突變基因，轉成優生好幾代了，使人類難以招架。

一位40歲家庭主婦，家管，生得一雙盈盈秋水，雙瞳剪水的眼睛，眉飛眼笑，個性開朗，人緣很好。有一天，買菜回來，右眼睛痛到睜不開，趕緊去看眼科，醫生說眼角膜破損。家管想來想去，沒做什麼，怎麼眼角膜就破皮了呢？經過吃藥、點眼藥，一周了，眼睛還是很刺痛，而且連右頭部也痛得很，就到大醫院去檢查。

檢查結果是：眼睛內長帶狀疱疹。水痘帶狀疱疹病毒，入侵眼睛內上眼瞼，疱疹不斷在磨損眼角膜，原來視力1.2，磨到視力只剩0.2。看東西大部份成雙影，有時會有上下落差，有時視物也會扭曲，是否侵犯到視神經了？打針吃藥，一個月多了，眼睛如針刺痛，那種鑽心的痛，沒減輕多少，走路會頭暈，好像也不太平衡，感覺自己有時會搖晃，要不要試試中醫？

通常帶狀疱疹長在體表，看得到，摸得到，可以用藥膏外擦，用艾條外薰。長在眼睛內，要怎麼處理？這個病毒，聰明又狡滑，躲得眞隱密，讓人無法直接攻擊。只好採迂迴戰術，先在患側耳尖點刺放血，右攢竹、右絲竹空穴點刺，放出幾滴血。再點刺右眼一周，因為點刺有點刺痛，讓家管喘口氣，休息一下，喝口水，頓時她的眼睛脹痛緩解下來，眼內血絲也淡了些。

針灸處理：

家管前所服消炎藥，可能久服傷心氣，有些虛，臉色蒼白，先補陽氣，兼治頭病，針百會穴。眼睛和帶狀疱疹問題都很急，也都很棘手。我問家管：「妳還撐得住嗎？」家管很怕眼睛失明，咬著牙根說：「我會忍耐的。」聽了好教人心疼！

帶狀疱疹的問題，針頭皮針，頂中線，約百會透前頂穴。雙側額旁1線，約眉衝穴透向眉頭方向。雙側額旁2線，約頭臨泣穴透向魚腰穴方向，頂顳後斜線，約百會穴連曲鬢穴成一線，線下2/5處，接近耳上與角孫穴平行。瀉血毒，針曲池、血海穴；祛風邪，針風池穴；瀉熱毒，針外關、陽池穴。夜晚易多夢、做惡夢，是太陰病，月亮是太陰，相對太陽，多脾氣虛，針三陰交、公孫穴。

眼睛的問題，針頭皮針，頂中線。額中線，約神庭穴透向印堂方向。枕上中線，約强間透腦戶穴。雙側枕上旁線，約强間穴旁1寸，向下透刺，與枕上中線平行。預防視神經萎縮，針雙側額旁1線，額旁2線，額旁3線，約本神穴透向眉尾方向。針完，家管好像頭上戴皇冠，我戲稱家管變成皇后了，她聽了哭笑不得。

修護眼角膜，角膜視為薄肌肉，脾主肌肉，針合谷、足三里、三陰交穴；眼睛多痰濁，祛痰濁，防水晶體混濁，針足三里、豐隆穴；促眼周循環，針攢竹、絲竹空、風池穴；養肝血入目，針三陰交穴；瀉肝火，針太衝穴；補腎水，以水克火，針太谿穴。因眼睛痛焦慮而失眠，針神庭穴對刺，印堂、太陽穴皆由上向下透針。以上不是每穴都針，有些穴位輪用，有時看家管的承受力而決定針數。

如何減少多夢惡夢？

家管夜晚常做惡夢，很困擾。我請家管，臥房勿放電器產品，尤其手機勿放臥房、枕頭邊。不要戴手錶，身上勿戴電子產品睡覺。最好掛蚊帳睡覺，雖然不一定有蚊子。廚房門要關起來，電冰箱不定時啓動馬達的噪音，可能干擾腦波。睡覺時，勿開燈，影響褪黑激素分泌。睡覺時，手勿放胸前。

晚餐在7點以前吃完，以防胃不和而臥不安。天黑以後，勿在外運動，易使陽氣泄，使陽不入於陰而失眠。晚上出門，9點以前回到家。睡覺前用一個臉盆，加一匙醋，泡腳10分鐘。家管說以上儘量做到，惡夢多夢果然減少很多。

處方用藥：

帶狀疱疹入侵，視為陽明經證，實證，用白虎湯打頭陣為主。用黃連解毒湯，加地骨皮，牡丹皮，瀉熱毒，瀉血毒；加知母，消腫，止痛，安神，調節皮質激素的節律；少加大黃，上病由下，從大便去，兼止痛。服3周後，改白虎湯，當歸拈痛湯收尾。修護眼睛問題，用白虎湯，竹葉石膏湯，苓桂朮甘湯，加桑葉，服一個月。

特別囑咐：

勿吃冰品發物，勿熬夜，勿低頭提重物，勿抬頭拿重物，勿爬陡坡。儘量減少爬樓梯，上下樓梯一定要扶把手。嚴禁使用手機一個月，使用手機，要戴有濾光作用的眼鏡。風大、雨大，太冷的天氣，減少出門，出門要戴眼鏡。多洗手，勿揉眼睛，勿做轉眼球運動，以防視網膜剝離。每天噴天羅水，有空就噴。煮薏仁湯，湯成前10分鐘，放2片橘子皮。或黑豆加2片甘草，煮水當茶喝。

針灸前10天每天針，之後一周針3次，半年後一周針1次。家管很認真配合，眼睛痛和帶狀疱疹，針了3個月才擺平。之後，如果熬夜，太疲勞，生氣時，眼睛就會刺痛。提重物眼睛也會刺痛。針了半年，眼睛才平安，但視力恢復到0.8就停擺了，再怎麼治療，也無法進步到，未受傷以前的1.2度數。能保得住眼睛已屬大幸，家管已很滿意了。所有禁忌，家管維持一年都不敢造次。

治療半年，再保養半年，40歲的女人，正煥發著成熟的美，那雙眼睛依舊美得如一寸橫波剪秋水。

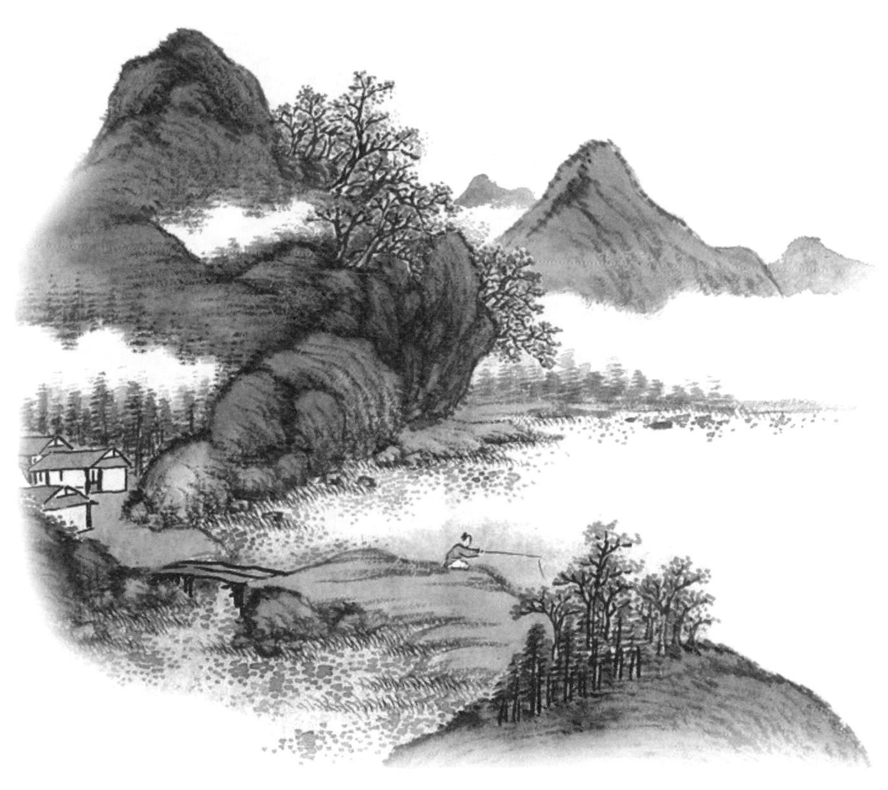

辛德勒的名單

《辛德勒的名單》是一部1993年上映的美國片，描述1939年二次大戰期間，在波蘭的德國商人奧斯卡·辛德勒，拯救波蘭猶太人，免送集中營的故事。該片榮獲1994年奧斯卡全球獎7大獎項。2007年美國電影學會，將該片排在AFI百年百大電影榜上第8位。

當年納粹大屠殺猶太人，沒有一個國家做出任何反應，暗中卻是納粹人拯救猶太人。辛德勒列出一張名單，名單上的猶太人，都安全脫離魔掌，沒有被迫送往奧斯維辛集中營。反觀整個地球，其實也是一個大集中營。歷史上的覺者，手上都有份名單，列著要被救贖的人。覺者下世救人，救的都是祂們自己天國，墜落人間的衆生。

主耶穌說人是有原罪的，佛家說人是累世罪業，業滾業滾過來的報身，所以做人都是苦的。我們離納粹很遠嗎?在這人間大集中營,各種魔肆虐的腐蝕著人,尤以病魔最肆無忌憚的追殺人類,還有人助紂為虐,成為幫凶推手,推人入刑場絞死、槍殺或投入毒氣室。傳說醫生是領了玉皇大帝的天符天命,下世救人的。每位醫生的手上是不是也有一張名單?

我有一張牽掛的名單,他們常縈繞在我腦海之中:

一位50歲女性,右乳房得乳癌初期,治療後,一直有進展,腫塊縮小變軟。但每次門診就苦訴,家人恐嚇威脅逼她,接受西醫切除手術。她自己很想給我治療就好,她想保住乳房,想到乳房要被切掉,就痛不欲生,可是熬不過家人的逼迫。有一次門診,她淚流滿面,緊握我的手說謝謝,之後便無音訊。

一位27歲女孩,來調理情緒問題,經過針灸吃藥後,大致平穩。有一次門診,她說左乳房有硬塊。我檢查一下,驚訝懷疑是惡性腫瘤,請她去西醫檢查。一般30歲以下得乳癌,是雌激素正旺的天癸期,乳癌手術後仍易復發,移轉,預後多不良。當我還在為她傷腦筋時,妙齡女郎已一去不回頭。

一位53歲畫家，可以畫一整面牆的畫。只要她出現，就耀眼奪目，一身打扮有如外星人到場。她的病情，全診間的人都知道，她那大嗓子，不聽到她的敘述也難。畫家是來治療肩膀脖子緊，筋骨酸痛，眼睛酸澀，失眠，胸悶心悸等問題。她的笑聲爽朗高亢，連天花板都為之振動。這樣豪氣萬千的人，怎麼會生重病？

大約2年未來診，當再來診時，畫家的左乳房得乳癌，已手術切除。她嫌裝義乳麻煩，乾脆請醫生連正常的右乳房，也一併切除，以求外表「平齊」。以後來診，笑聲改哭聲。有一次門診畫家痛哭說，自己已不再是女人，衣服怎麼穿都不漂亮，好想去撞牆，可是當時她正準備開畫展，之後再也不見芳踪。

一位67歲患糖尿病的老先生，來治療糖尿病，還算平穩。老先生為了養亡兄的兩個孩子，一直不敢結婚，怕老婆不會善待姪子。因年關太忙，要幫姪子做生意，半年多未來診。再來診時，他面帶鐵灰色，下肢皮膚色暗，陰囊陰莖腫脹鼓起，見狀我請他趕快去西醫做檢查。一個月後，老先生打電話來，像小孩子一樣，吵著要給我治療，說他還在住院，很想念我。問他狀況如何？老先生也搞不清楚醫生說什麼，就這樣再也沒有他的消息。

一位21歲女孩，媽媽帶來看白帶，一直抱怨為了治療女兒那像豆腐渣的白帶，已花了30萬，還治不好，並指責女兒生活不檢點。怎麼可能？這不是什麼大病啊！診查後，我交代將以前所有的內褲全部丟掉，以免交叉感染。每天穿的內褲當天洗，要曬到太陽，如果無法曬到太陽，內褲就要煮開以消毒。

小女孩膽怯怯的說，媽媽不准她洗衣服，說她洗不乾淨，她洗的衣服，不准放入衣櫥內。而媽媽最快一個月才會洗內褲1次，大多是2～3個月才洗1次，夏日炎炎也不例外。當場，我把老媽痛罵一頓，最後只剩下無言的結局。

一位52歲南部醫生，從有記憶以來，他的身子就自動向左旋轉，以致身體成長扭曲。為治這個怪病，看過所有的名醫，不論中西醫，有牌照沒牌照的，民俗療法，所有檢查，可以做的全做了，可以試的全試了，全無效，全找不出真正病因。

只好自己學醫，想知道自己得甚麼病？想自療。可是當上醫生了，還是繼續找其他醫生治病。他來診時說坐車來給我看診，要鼓起很大勇氣，堅忍著身子的折磨。我幫他針灸完，完全無一絲改善。我開方子，請他老婆煎藥給他服，至今無法忘記他悲殘的臉形和身子。

最為悲慘的是，一位25歲年輕人，在學校時一路是資優高材生，剛畢業，當過兵，就通過國家高等考試，卻一直無法參加考後受訓。有一次運動後，胃痛，竟嚴重到要去大醫院掛急診。照過胃鏡，沒有查出任何異狀。

自此以後，一吃東西就胃脹，一吃胃藥就頭暈。改服中藥治療，頭暈有改善，胃脹一直沒有改善。7個月後，到大醫院做澈底檢查，醫生診為自律神經失調，開了鎮定安神藥，高材生服藥後，全身不舒服，簡直坐立難安，怎麼辦？

媽媽再去求診中醫，因為高材生症狀頻出，醫生每換一次藥，高材生服藥後就更不舒服，胃脹更嚴重，食量更少。只好回頭再去找第一次看診的中醫師，改服水煎劑，用最好的藥材，可是高材生怎麼都不受藥？

服藥後長青春痘，噁心感，嘔吐感，胃脹感都不停的發生，肚子內的氣好像排不完，體力越來越差，頭暈也沒停止過。輾轉2年，高材生身高173公分，體重從70公斤減到40公斤，垮垮掉了30公斤，慘不忍睹！

當高材生出現診間時，五官長得俊美，濃眉大眼，鼻樑高挺平寬，印堂寬，嘴大唇型端正，耳垂長而貼，相貌有如貴族，卻全被蒼白的臉色，凹陷的眼睛，淡漠的眼神而破相。高材生是獨生子，家庭經濟富裕，所看的醫生都是各方名醫。來看診時都是包計程車，來回要3個多小時。陪診的是艷麗的媽媽，打扮時髦，即使濃妝艷抹，也難掩內心的憂焚。

針灸處理：

初步診斷應是邊緣系統肝經先出問題，針灸處理：肝陽上亢，針太衝、公孫穴；調胃氣，針內關、公孫、中脘穴；增加食欲，針足三里穴；鎮靜安神，針百會、四神聰、神庭、合谷穴；眩暈，針率谷、太陽、印堂、曲池、合谷穴。每次選穴輪用，隨證加減。

針灸時，美麗的媽媽都隨侍在側，少爺一下子頭暈，一下子手麻，或腹脹，或腳不舒服，偶爾心悸，症狀頻出。稍有動靜，媽媽就緊張的來叫我處理。即使我針灸時，已很小心翼翼的，刺激量很輕，少爺還是難招架。媽媽如坐針氈，我也壓力倍增，難得幾次媽媽沒來喚我調針，當時簡直是謝天謝地，如釋重負。因為他在另外醫師那裡開藥服，所以只給我針灸。

經過艱苦8個月治療，胃脹和頭暈的症狀似乎緩解，媽媽才決定請我開藥。才鬆一口氣，誰知驚險像龍捲風一樣殺到。只要說要治療頭痛，少爺就會頭痛到爆，吃止痛藥也止不住。說要治腹痛，他老兄肚子就會痛到打滾，腸部超燙，萬蟲鑽動，很難排便。說要治失眠，就會澈夜不眠，全身躁熱。說要治胃脹，他的胃就會脹到喉嚨卡住，眼睛快突出，連水都喝不下，唇口乾燥紅得像胭脂，手掌腳底熱痛。怎麼會這樣？好不容易才擺平的呀！

有一回少爺自慰，結果睪丸熱脹痛，肚臍以下熱燙，腳底熱，腳踵痛，一到晚上就加劇，無法入眠。尿尿時陰莖根部痛，陰囊腫脹，夜尿時，尿色竟成淡粉紅色。千萬別說要治療睪丸痛，話一出口，他的睪丸當晚就痛到臉色慘白，肚子抽筋，腳抽筋，急送大醫院急診。

醫生立即打止痛針，沒效。再打嗎啡，也止不住痛，幾乎暈厥。吃西醫生開的藥，一吃睪丸就痛到站不住，全身顫抖，明明四肢冰冷，睪丸卻熱到像爆米花，快炸掉了！再度做全身檢查，結果各項指數漂亮的令人驚訝！這是什麼怪病？得罪了誰呀？被誰下咒了？

可憐的媽，到處找醫生，連收驚作法，什麼能做的都做了。我也幫忙找醫生，曾轉介一位易理針灸大師，該醫生說，他的八字裡有5個火，火太多即火太少，盛極而衰，可用針灸治療打開僵局。醫生才下幾針，少爺頓時面容失色，四肢冷，幾乎暈過去，嚇得不敢再去。再度回來給我看診，每一次用藥我都請教老師，但全都無效，有時更嚴重，好像有什麼東西擋著，不讓醫生治療，最後我投降了。

雖然事情已過去很多年了，一直掛念高材生後來怎麼樣了？他痛苦的表情，一直縈繞在我腦海中，做為督促我醫術精進的鞭子。錐心之痛有如《辛德勒的名單》電影的片尾，辛德勒後悔不停抽泣，不斷叨念，他本來能救更多人。

六指醫手——為無明點燈

作者：溫嬪容醫師
編輯：黃蘭亭
封面設計：林彩綺
美術編輯：吳姿瑤
攝影：龔安妮
出版：博大國際文化有限公司
電話：886-2-2769-0599
網址：http://www.broadpressinc.com
台灣經銷商：采舍國際通路
地址：新北市中和區中山路 2 段 366 巷 10 號 3 樓
電話：886-2-82458786
傳真：886-2-82458718
華文網網路書店：http://www.book4u.com.tw
新絲路網路書店：http://www.silkbook.com
規格：14.8cm ×21cm
國際書號：ISBN 978-986-97774-2-1 (平裝)
定價：新台幣 350 元
出版日期：2020 年 5 月

國家圖書館出版品預行編目 (CIP) 資料

六指醫手 : 為無明點燈 / 溫嬪容著 .
--[臺北市] : 博大國際文化 , 2020.05
312 面 ;14.8 x 21 公分
ISBN 978-986-97774-2-1 (平裝)
1. 針灸 2. 中醫 3. 病例

413.91 109005577